모든 진료에 도움이 되는

피부진료의 요령

이것만은 꼭 알아야할 증례 60

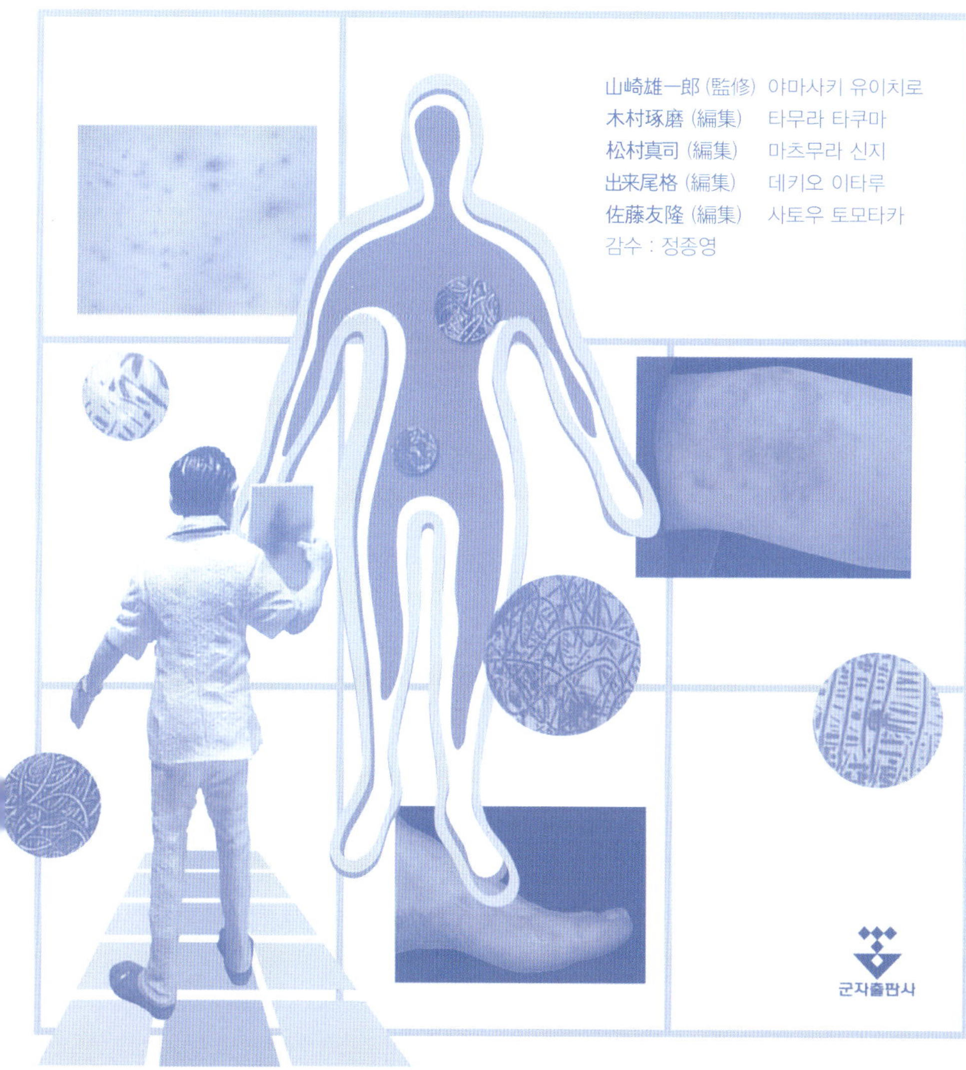

山崎雄一郎 (監修) 야마사키 유이치로
木村琢磨 (編集) 타무라 타쿠마
松村真司 (編集) 마츠무라 신지
出来尾格 (編集) 데키오 이타루
佐藤友隆 (編集) 사토우 토모타카
감수 : 정종영

군자출판사

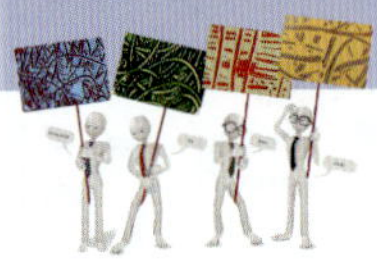

| 알리는 글 |

본서에 기재되어 있는 진단법 · 치료법에 관해서는 발행시점에서 최신정보에 근거하여 정확을 기하도록 집필자, 감수 · 편집자 및 출판사가 각각 최선의 노력을 기울였습니다. 그러나 의학, 의료가 진보됨에 따라서 기재된 내용이 정확하지 않거나 완전하지 않은 경우도 있을 수 있습니다.

따라서 실제로 진단 · 치료 시 숙지하고 있지 않은 의약품의 사용, 검사의 실시 및 판독에는 우선 의약품 첨부 문서나 기기 및 시약의 설명서를 확인하고, 또 진료기술에 관해서는 충분히 고려한 후에, 항상 세심한 주의를 기울이기를 부탁드립니다.

본서 기재의 진단법 · 치료법 · 의약품 · 검사법 · 질환에 대한 적응 등이 그 후 의학연구 및 의료의 진보로 인해서 본서 발행 후에 변경된 경우, 그 진단법 · 치료법 · 의약품 · 검사법 · 질환에 대한 적응 등에 따르는 불의의 사고에 대해서 필자, 편집자 및 출판사는 그 책임을 지지 않으므로 양해 바랍니다.

감수의 말

본서『모든 진료에 도움이 되는 피부진료의 요령』의 구상은 일차 진료학의 젊은 opinion leader로서 매일 종합 진료의 진단치료를 담당하고 계시는 내과의 木村琢磨 선생님 · 松村眞司 선생님이 독립행정법인 국립병원기구 도쿄의료센터(이후 도쿄의료센터로 생략)의 피부과에서 꼭 실제로 도움이 되는 텍스트를 만들어 보자는 연락을 받은 것이 그 계기였지만, 요도사(羊土社) 편집부 차장인 嶋田達哉씨의 「이런 책을 만들 때는 기획부터 열의가 중요합니다. 모두 서로 협력하여, 단숨에 만들어 버리는 것이 바람직합니다.」라는 충고 하에 이렇게 실현되었습니다.

기본 컨셉으로는 일반 임상의의 요구에 부응하고 치료 과정과 피진의 아틀라스를 포함한 내용으로, 피부과 닥터의 의견을 동시에 게재하는 것이었습니다.

처음에는 羊土社 편집부의 열성적인 嶋田 차장을 포함하여, 도쿄의료센터의 내과의 木村 · 松村 두 선생님과 피부과의 出來尾 格 선생님 · 본인 5명이 모여서, 그 내용을 검토하였습니다. 그 다음에는 인터넷 시대를 반영하여, 편집에 관해서는 주로 E-mail을 이용하여 내용에 관한 질의응답 등을 진행하였습니다. 그 동안에 出來尾格 선생님 · 본인 모두 도쿄의료센터 피부과를 퇴직하고 후임인 佐藤友隆 선생님이 편집을 함께 해 주셨습니다.

도쿄의료센터 종합진료과의 동창인 木村 · 松村 두 선생님을 비롯하여 北西史直 · 山寺 · 一 · 川崎祝 · 今永光彦 · 齋藤雄之 선생님, 마찬가지로 피부과의 出來尾 · 佐藤 두 선생님, 佐藤之惠 · 西本和代 · 大內結 · 鈴木亞紀子 선생님과 게이오의숙대학 피부과학 교실의 동창인 村田隆幸 · 山本奈緒 · 櫻岡浩一 · 大塚知子 · 畑康樹 선생님이 집필을 담당하셨습니다. 모두 현재 제일선에서 매일 진료를 담당하고 계신 선생님들로, 본서의 컨셉이기도 한 일반 임상의의 요구에 부응하는 내용을 각 질환마다 각각 간결하게 기재하였습니다.

본서가 독자인 여러 선생님의 일상진료에 도움이 되기를 기원해 마지않습니다.

2010년 4월

山崎雄一郎

편집의 말

일반외래나 병동 그리고 재택에서 진료를 하다 보면 환자가 슬쩍 양복을 걷어 올려서 피부를 보여주며 「선생님, 좀 봐주셨으면 좋겠는데요….」하는 경우가 드물지 않다. 그럴 때 「저는 피부과는 진찰하지 않습니다.」라고 하는 것도 견식이라면 견식이겠지만, 그렇지 못한 것이 세상의 이치이다. 「그럼, 이것으로 낫지 않으면 피부과에 가십시오.」하면서 우선 치료를 하기도 하고, 「음, 글쎄 잘 모르겠는데」라며 고민하는 경우도 적지 않다. 소아 등인 경우에는 「보육원선생님이 수두라고 합니다.」라며, 가진단까지 곁들여서 진찰을 받는 경우도 있다. 만일 이런 질환을 알지 못한다면, 그 의사의 진단능력은 보육원선생님 이하로까지 떨어지게 된다. 또, 고령자시설 등에 거주 중이거나, 재택요양 중인 고령자 등은 수진 · 통원 그 자체가 곤란해 우선은 일반의가 처음 진료하고 고민하다가, 아무래도 알 수 없는 경우에 피부과선생님께 부탁하는 단계를 밟아야 한다. 물론, 최근 왕진하는 피부과선생님이 없는 것은 아니지만, 스스로 해결할 수 있으면 해결하는 편이 피부과선생님의 부담도 줄어들 것이라고 생각한다.

물론, 임상은 보통방법으로는 안된다. 더구나 질환 초기일수록 진단이 어렵다. 역시 진단능력이나 치료에 관해서는 피부과선생님을 결코 따를 수 없다. 아니, 그렇게까지 목표로 할 필요는 없다. 우리들이 너무 무리하여 피부과선생님을 번거롭게 해서도 안되고, 무엇보다 환자들에게 불이익이 된다. 그럼 어떻게 하면 좋을까…. 본서는 그와 같이 생각하고 있는 일반의와 전문의의 가교로서 도움이 되도록 기획되었다. 우리들 일반의의 무리한 요망에 대해서, 언제나 신세를 지고 있는 피부과의와 협력하면서, 일상적으로 만나는 빈도 높은 피부소견에 우리들 일반의가 어떻게 접근해 가는지, 그리고 피부과선생님들은 일반의에게 어떤 접근을 요구하고 있는지, 나아가서는 감별진단과 치료에 이르는 견해까지 날카롭게 파고 들어간 책이다.

본서를 매개로 피부과의와 일반의의 협력이 더욱 깊어져서 적절한 치료를 받는 환자가 늘고, 궁극적으로 일상진료의 질의 향상으로 연결되는 것이 편집자들의 가장 큰 소망이다.

2010년 4월 편집자를 대표하여 松村眞司

집필자 일람

[감 수]

山崎雄一郎　　나카가와(中川) 七丁目 피부과

[편 집]

木村 琢磨　　히가시사이다마(東埼玉) 병원 종합진료과
松村 真司　　마츠무라(松村) 병원
出来 尾格　　시마네(島根)대학 의학부 피부과
佐藤 友隆　　도쿄의료센터 피부과

[집필자] (게재순)

北西 史直　　Total Family Care 북서의원
山寺 慎一　　나노하나 진료소
佐藤 之惠　　도쿄의료센터 피부과
川崎 祝　　이나즈사 진료소
西本 和代　　도쿄의료센터 피부과
村田 隆幸　　무라다(村田) 피부과의원
今永 光彦　　히가시사이다마(東埼玉)병원 종합진료과
齋藤 雄之　　도쿄의료센터 종합내과
山本 奈緒　　사이세이카이(濟生會) 요코하마시 동부병원 피부과
櫻岡 浩一　　사쿠라오카(櫻岡) 의원
大塚 知子　　토모코(知子) 피부과
大內 結　　도쿄의료센터 피부과
鈴木亞紀子　　도쿄의료센터 피부과
畑 康樹　　사이세이카이(濟生會) 요코하마시 동부병원 피부과

감수자 연혁

정 종 영

한양의대 졸업
고려대 의과대학원 의학박사
저서 : 피부과 일차 진료학, 피부질환의 일차진료 1,2,3 외 다수
현 대한일차진료학회 창립 명예회장
현 대한일차진료학회 스킨케어 아카데미 주관강사
현 청주 메어리벳의원 원장

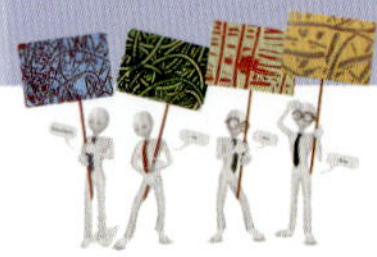

한 번 진찰해 보면 잊지 못하는 증례

Level 1

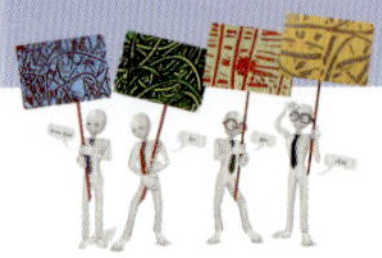

감별에 요령을 요하는 증례

부 록

Column

진균치료 Q & A

이 책에 대하여

피부와 관련된 문제는 일반 임상에서 흔히 볼수 있는 문제입니다. 따라서 전문 영역임에도 불구하고 연고 등을 처방하는 경우가 많은데, '이렇게 진단을 내려도 되는 것일까?', '스테로이드 연고를 사용하는 것이 적절할까?' 등의 임상적 의문을 갖는 경우도 많을 것이라 생각합니다.

임상 능력을 향상시키기 위해 필요시되는 임상 행위에 관한 성찰은 경험이 얕을수록 불충분한 경우가 많아 제대로 교육을 받은 피부과 의사에게 지도를 받는 것이 이상적입니다. 하지만 지역이나 재택진료 현장에서 피부과를 전문으로 하는 의사에게 상담을 받는다는 것은 흔치 않은 경우가 많습니다. 또는, 책을 통해 배우는 것도 하나의 방법이 될 수 있겠지만 대부분의 책들은 피부과를 전문으로 하는 의사를 위한 것들이어서 피부과를 전문으로 하지 않는 일반 임상의가 보기에는 난해하기도 하고 어디까지가 필요한 지식인지 알기 어려운 경우도 많습니다.

이 책은 피부과를 전문으로 하지 않는 의사가 피부과 영역에 관해 알아두어야 할 임상 사항을 배우기 위한 실천서입니다.

이 책은 일반 임상의를 대상으로,

1. 일반 임상 현장에서 자주 만나게 되는 피부질환만을 수록하고 드문 피부질환은 생략했습니다.
2. 자주 진단되는 피부과적 문제를 효율적으로 배울 수 있도록 하기 위해 컬러 아틀라스를 중시했습니다.
3. 피부과를 전문으로 하지 않는 제일선의 일반 임상의가 평소의 진료 내용을 사고 과정까지 포함하여 제시하고, 피부과 의사에게 피드백을 받는 형식으로 구성했습니다.
4. 피부과를 전문으로 하지 않는 일반 임상의가 알아두어야 할 필요충분한 내용만을 수록했습니다.

이 책이 피부과를 전문으로 하지 않는 일반 임상의와 인턴, 레지던트들의 피부과적 임상 능력을 향상시키는 데 도움이 되기를 바랍니다.

본서의 구성

1 제1장에서는 피진 상태와 질환명이, 제2장에서는 감별한 질환이 타이틀로 되어있습니다.

Level 1

03

아무 것도 안했는데 팔에 퍼런 멍이 생겼다

노인성 자반병(노인자색반)

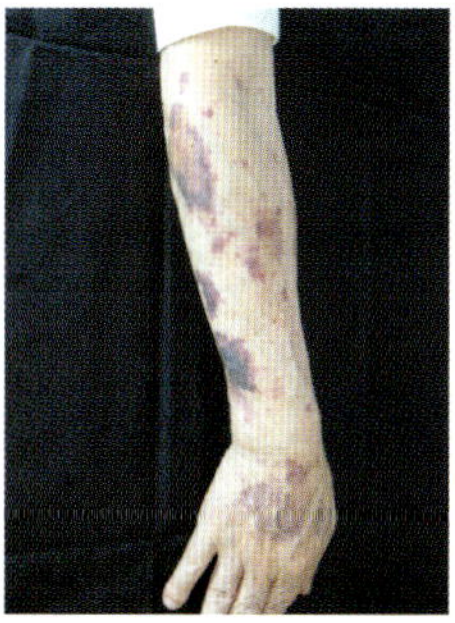

2 전형적인 사진이므로, 아틀라스로도 사용할 수 있습니다.

3 현 병력을 간결하게 기재하고 있습니다.

현재 병력

79세 남성. 고혈압과 당뇨병 때문에 통원을 하고 있으며, 뇌경색 1차 예방을 위해 아스피린을 복용하고 있다. 전부터 특별히 부딪친 적도 없는데 팔에 퍼런 멍이 잘 생겼고 최근에는 그 수가 더 증가했으며 범위도 넓어져서 걱정이 되어 왔다.

일반 임상의의 Approach

생각한 것

팔과 손등에 경계가 명료하고 색이 짙으며 불규칙한 모양의 적자색 자반이 다발한 것을 볼 수 있다. 팔과 손등은 외력을 받기 쉬운 곳으로 고령자는 자기도 모르는 사이에 가벼운 외상에 의해 쉽게 피하출혈을 일으킨다. 특히 항혈소판제를 사용하고 있다면 출혈반이 커지기 쉽다.

행동한 것

자반이 발생하는 기전을 설명하고 자연히 없어질 테니까 걱정하지 말라고 말했다. 반소매를 입으면 자기도 모르게 부딪치는 경우가 있으므로 되도록 긴소매를 입으라고 권했다.

이것이 알고 싶다

피부가 박리되어 출혈된 경우는 어떻게 대응해야 하는지 알고 싶다Ⓐ. 항혈소판제를 중지할 필요가 있는지 알고 싶다Ⓑ.

4 일반임상의가 현장에서 어떻게 생각하고(생각한 것), 어떻게 했는가 하는(한 것), 있는 그대로의 접근을 제시하고 있습니다. 또, 어떤 의문이 남았는가(이것이 알고 싶다)에 관하여 기재하였습니다.

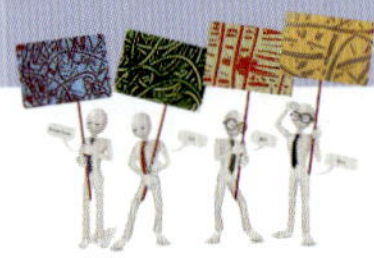

5 피부과의의 피진 표현법, 감별진단의 포인트, 염두에 두어야 할 합병증, 일반적 치료법 등에 관한 현장감 넘치는 피드백입니다.

피부과 의사의 Advice

피부소견
- 팔~손등에 계란 크기 정도의 자반이 산재되어 있다.
- 노화에 의해 혈관지지조직이 약해지고 자각하지 못할 정도의 자극에 의해서도 쉽게 자반이 형성된다.

감별 혈소판감소성 자반병, 특발성 혈소판감소성 자반병, 스테로이드 자반병, 혈관염

감별 포인트
- 자반의 분포와 성상을 주의 깊게 진찰한다. 침윤이 있는 자반이 있을 경우에는 혈관염을 고려한다.
- 혈액질환에 의한 것으로 의심될 때에는 반드시 채혈을 해서 CBC · 출혈시간 등을 확인한다.

6 「이것이 알고 싶다」에 기재되어 있는 질문의 대답에 해당하는 부분에 밑줄을 그었습니다. 질문과 대답은 Ⓐ나 Ⓑ의 기호로 대응하고 있습니다.

1 치료

① 노인성 자반병은 다음과 같이 치료 한다.
- 외적인 자극을 피한다.
- 지혈제: 카르바조크롬 설폰산나트륨 수화물(이 … 혈관벽 강화약: 트라넥삼산(트란사민®, 250m … 빈산(시나르®) 600mg/일, 1일 3회 내복
- 피부보호를 위해 헤파린유사물질(힐도이드®, 25g) 1일 1회 외용, 바셀린 1일 1회 외용

② 피부가 박리되어 출혈을 보이는 경우라도 항혈소판제를 중지할 필요는 없다고 사료된다Ⓑ. 압박지혈을 하고 거즈나 드레싱제[하이드로콜로이드 드레싱(듀오액티브®), 폴리우레탄 폼드레싱(하이드로사이트®)]를 부착하는 등의 방법으로 보호한다Ⓐ.

7 피부과의에게 상담하는 타이밍을 기재하였습니다.

2 컨설테이션

① 미란 형성이 잘 낫지 않는 경우는 궤양 치료가 필요한 때가 있으므로 피부과 의사에게 상담을 받는다Ⓐ.

POINT 자반의 분포 방식, 성상으로 원인을 감별한다.

8 일반임상의로서 유용한 피부과적 포인트를 기재하였습니다.

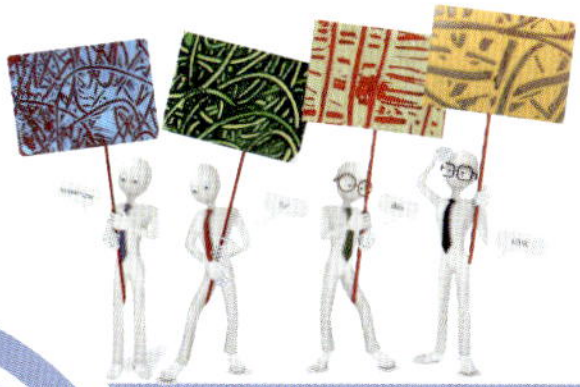

Section

1 한 번 진찰해 보면 잊지 못하는 증례

Level 1 Level 2

Level 1

01 악화와 완화를 반복하는 가려움을 동반한 좌우대칭 습진

아토피성 피부염(아토피피부염)

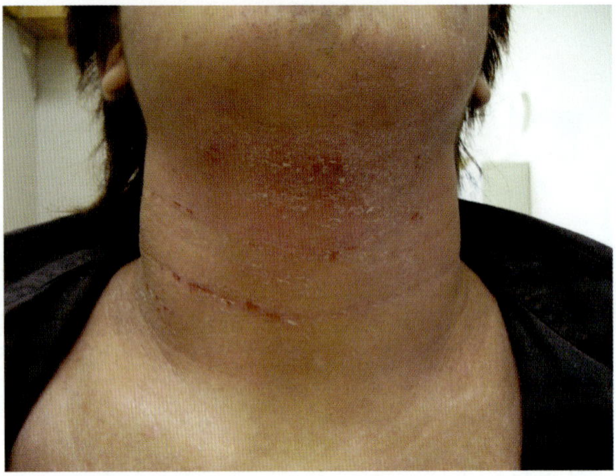

현재 병력

13세 남자 어린이. 약 5년 전부터 여름이나 겨울이 되면 목 부분이 푸석푸석 건조해져서 가려워지고, 그러다가 땀이 난 것처럼 짓물러서 그때마다 병원에 가서 진료를 받았다. 팔 다리의 관절 굴측부위도 푸석푸석해진다.

일반 임상의의 Approach

생각한 것

피부병변은 장액성 구진과 인설 등을 보여 습진성 피부염이라 생각했다. 어린이라는 점과 악화・완화를 반복하고 가려움을 동반하며 좌우대칭으로 병변이 나타났기 때문에 아토피성 피부염이라고 생각했다. 일반적으로 천식이나 비염 같은 아토피 소인을 동반하는 경우가 많다.

행동한 것

스테로이드 외용이 기본적인 치료이며, 목 부분에는 베크로메타손 프로피온산에스테르(프로파데름®연고)를 아침과 입욕 후에 바르도록 지도했다. 1주일 후 가라앉았기 때문에 스테로이드를 클로베타손 낙산에스테르(킨더베이트®연고)로 한 단계 낮추고 2주 후에 다시 보기로 했다.

이것이 알고 싶다

맨 처음 스테로이드의 단계를 어떻게 정해야 할지, 단계를 낮추는 것은 어떤 타이밍에 해야 할지 자주 헷갈린다Ⓐ. 그리고 항히스타민 내복약도 찬반이 많아 그에 대한 의견을 듣고 싶다Ⓑ.

피부과 의사의 Advice

피부소견

- 경부 전체에 인설을 수반한 부종성 홍반이 나타나고 심한 소양감을 동반한다. 경부의 주름을 따라 가피가 선상으로 형성되어 있다. 또한 체간 사지 전체에 가벼운 피부 건조를 보이며, 사지 굴측부에는 인설과 경미한 홍반이 나타난다.
- 화분증 · 기관지 천식을 수반하는 경우가 많다(아토피 소인).
- 호산구 분획 · TARC(thymus and activation-regulated chemokine) · LDH가 병세의 지표가 된다.

감별 외용약에 의한 접촉 피부염, 림프종, 어린선, 옴

감별 포인트

- 경증이고 부위가 국한된 경우는 감별하기 어려운 경우도 있지만 심한 가려움, 만성 경과, 아토피 소인이 있으면 쉽게 진단을 내릴 수 있다. 스테로이드 외용제에 의한 접촉피부염은 외용제를 바꾸거나 좌우 구분해서 바르는 것으로 진단할 수 있다. 림프종에 의한 홍피증이 의심되는 중증인 경우는 피부 생검에 의한 감별이 필수이다. 옴을 부정할 수 없는 경우는 현미경 검사를 해서 옴진드기를 확인한다.

1 치료

① 올로파타딘염산염(알레록®, 5mg/정) 2정/일, 1일 2회, 아침저녁 식후[졸음이 나타나는 경우에는 양을 줄이거나 펙소페나딘염산염(알레그라®, 60mg/정) 2정/일, 1일 2회, 아침저녁 식후], 프레드니솔론 길초산 에스테르 초산에스테르(리도멕스®연고, 5g/개, 처방량: 2개) 1일 2회 목에 도포

② 가피 · 삼출액이 많은 경우: 2차 감염이 의심되기 때문에 추가로 세프포독심프록세틸(바난®, 100mg/정) 2정/일, 1일 2회, 아침저녁 식후

③ 전신의 건조 소견이 있는 경우: 추가로 헤파린유사물질(힐도이드소프트®, 25g/개, 처방량: 2개) 1일 1회, 입욕 후 바로 전신에 도포

④ 입욕시에는 나일론 타올로 문지르지 말고 비누를 거품 내서 손으로 닦거나 따뜻한 물로 씻는 정도만 하도록 지도한다.

2 컨설테이션

① 경부의 주름을 따라 생긴 가피 · 삼출액은 비교적 중증 아토피성 피부염에서 자주 나타나는 소견이다.

② 항히스타민제(항알레르기제) 내복은 피부병변 치료뿐 아니라 더 심해지는 것을 예방하는 데 효과적이므로 피부병변이 개선되더라도 계속하는 것이 바람직하다고 사료된다Ⓑ.

③ 스테로이드 외용은 맨 처음 강한 것으로 시작해서 약한 것으로 바꿔나가는 것이 일반적이다Ⓐ. [칼럼: '스테로이드 외용약의 선택과 종류 · 부작용(p.177) 참조]

④ 스테로이드 외용에 의해 일시적으로 인설이 증가하는 경우가 있다. 소양감이나 홍반이 개선되면 인설은 신경쓰지 말고 외용하도록 지도한다.

⑤ 아토피성 피부염은 장기적인 관리가 필요한 질환인데다가 수시로 약제 조정이 필요한 경우가 있다. 항히스타민제 내복, 보습 외용제의 전신 외용, 강한 등급 이하의 스테로이드 외용제를 홍반부에 외용 조합하여 양호한 치료효과를 기대할 수 없는 경우는 피부과 의사와 상담하도록 한다.

⑥ 중증인 경우는 림프종, 어린선, 등의 감별이 필요하므로 피부과 의사에게 조언을 구하도록 한다.

POINT 만성이고 좌우대칭성이며 가려움이 심한 피부병변은 우선 아토피성 피부염을 의심한다.

Level 1

02 몸 전체가 가렵고 특히 겨울이면 더 심하다

건성 습진(건조습진)

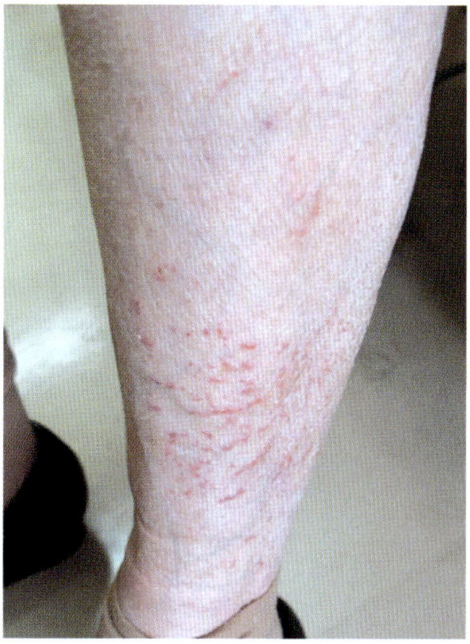

현재 병력

76세 여성. 고혈압 등으로 외래진료를 받고 있는 중. 전부터 몸 전체가 가려운 경우가 많았는데 날씨가 추워진 몇 개월 전부터 더 심해졌다고 한다. 특히 다리가 까슬까슬하고 '가루가 생긴다' 고 한다.

일반 임상의의 Approach

생각한 것

피부병변은 가려움을 동반하며 특히 종아리에는 붉은기를 띤 부분(홍반?)과 까슬까슬한 부분이 섞여 긁은 흔적이 보였기 때문에 습진이라고 생각했다. 그리고 원래 노화에 따른 피지 감소로 인해 피부가 건조해진 상태이며, 공기가 건조해진 것까지 더해져서 소양감이 심해지고 긁어서 습진이 생긴 것이라고 생각했다.

행동한 것

입욕 시 지나치게 닦지 말라고 말하고 입욕 후 보습제로 헤파린유사물질(힐도이드® 로션)을 사용하라고 권했다. 습진 부분에는 0.3% 프레드니솔론 길초산 에스테르 초산에스테르(리도멕스® 로션)를 사용하여 가라앉았다.

이것이 알고 싶다

고령자의 입욕에 관한 지도법의 포인트를 알고 싶다Ⓐ.

피부과 의사의 Advice

피부소견

- 체간 · 하지 전체에 피부건조증과 소양감을 보인다. 종아리 부위에서는 옅은 홍반을 동반한 낙설도 보인다.
- 촉진을 해보니 거칠거칠하고 가루가 붙어 있는 듯했다.
- 입욕 시 나일론 타올을 사용하여 씻는 환자에게 발생하는 경우가 많다. 욕조에 들어갔을 때나 입욕 후에 소양감을 더 심하게 느낀다.
- 피부는 수분을 많이 포함한 표피를 피지가 덮고 있어 건조해지는 것을 막는 구조로 되어 있다. 하지만 노화에 의한 피지 결핍이 원인이 되어 건조한 피부에 수분을 보충해줘도 금세 건조해져서 원래대로 되돌아간다. 수분이 아닌 유분을 피부에 보충해주면 수분을 포함한 표피를 덮을 수 있기 때문에 건조함을 치료할 수 있다.
- 보습제 외용이 효과적인 경우가 많지만 보습제의 효과가 불충분한 경우에는 스테로이드 외용제도 병용한다.

감별 신장 장해에 의한 소양감, 아토피성 피부염, 어린선

감별 포인트

- 건성 습진은 난방에 의해 공기가 건조해지는 겨울에 많이 생긴다. 문진시 겨울마다 반복되냐고 물어보는 것이 진단에 도움이 된다. 신장 장해에 의한 소양감은 피부 건조를 동반하는 경우가 많지만 외용제를 써도 거의 효과가 없는데다가 계절에 관계없이 생긴다. 아토피성 피부염은 겨울에 심해지는 예가 자주 있지만 소양감과 홍반이 더 심하다는 것으로 감별할 수 있다. 어린선은 임상증상이 유사하지만 유전적 가족력이나 젊은층에게서 발병하므로 이것으로 감별한다.

1 치료

① 헤파린유사물질(힐도이드소프트®, 25g/개, 처방량: 2개) 1일 1회, 입욕 후 바로 도포

② 베타메타손 길초산 에스테르 외용제 중에 항생제가 배합되지 않은 것(린데론 V® 연고)+헤파린유사물질(힐도이드소프트®) 1 : 1 혼합 50g, 1일 1회, 입욕 후 바로 도포

③ 베타메타손 길초산 에스테르 외용제 중에는 항생제가 배합되지 않은 것(린데론 V®)과 배합된 것(린데론 VG®)이 있다. 후자는 세균 감염을 동반한 병변에도 효과를 기대할 수 있는데, 건성 습진에 대해서는 어느 것을 사용해도 상관없다.

④ 입욕 시에는 나일론 타올로 문지르지 말고 비누를 거품 내서 손으로 닦거나 따뜻한 물로 씻는 정도만 하도록 지도한다Ⓐ.

⑤ 스테로이드 외용제는 보습 목적을 겸해 연고기제를 사용한다.

⑥ 헤파린유사물질 외용제(힐도이드®)는 소프트 연고와 로션이 자주 사용된다. 소프트

연고는 보습력은 강하지만, 로션이 빨리 바를 수 있으므로 환자가 원하는 것이 어떤 것인지를 물어본 후에 선택한다.

2 컨설테이션

① 자꾸 긁어서 습진이 더 심해진 경우에는 강력한 외용 처치가 필요한 경우가 있으므로 피부과 의사에게 상담하도록 한다.

POINT 겨울에 생기는 종아리 부위의 가려움은 우선 건성 습진을 고려한다.

Level 1

03 아무 것도 안했는데 팔에 퍼런 멍이 생겼다

노인성 자반병(노인자색반)

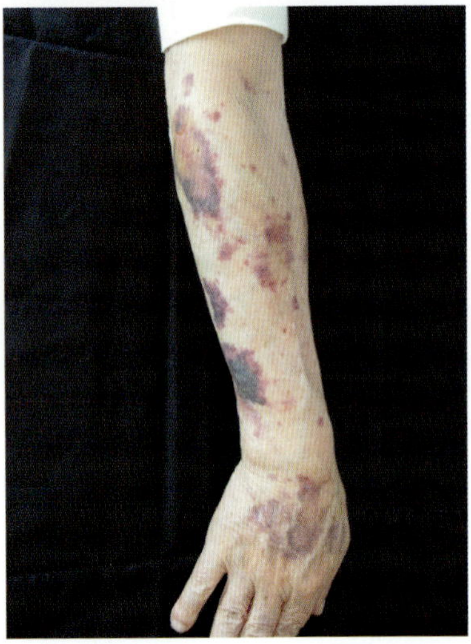

현재 병력

79세 남성. 고혈압과 당뇨병 때문에 통원을 하고 있으며, 뇌경색 1차 예방을 위해 아스피린을 복용하고 있다. 전부터 특별히 부딪친 적도 없는데 팔에 퍼런 멍이 잘 생겼고 최근에는 그 수가 더 증가했으며 범위도 넓어져서 걱정이 되어 왔다.

일반 임상의의 Approach

생각한 것

팔과 손등에 경계가 명료하고 색이 짙으며, 불규칙한 모양의 적자색 자반이 다발한 것을 볼 수 있다. 팔과 손등은 외력을 받기 쉬운 곳으로 고령자는 자기도 모르는 사이에 가벼운 외상에 의해 쉽게 피하출혈을 일으킨다. 특히 항혈소판제를 사용하고 있다면 출혈반이 커지기 쉽다.

행동한 것

자반이 발생하는 기전을 설명하고 자연히 없어질 테니까 걱정하지 말라고 말했다. 반소매를 입으면 자기도 모르게 부딪치는 경우가 있으므로 되도록 긴소매를 입으라고 권했다.

이것이 알고 싶다

피부가 박리되어 출혈된 경우는 어떻게 대응해야 하는지 알고 싶다Ⓐ. 항혈소판제를 중지할 필요가 있는지 알고 싶다Ⓑ.

피부과 의사의 Advice

피부소견

- 팔~손등에 계란 크기 정도의 자반이 산재되어 있다.
- 노화에 의해 혈관지지조직이 약해지고 자각하지 못할 정도의 자극에 의해서도 쉽게 자반이 형성된다.

감별 혈소판감소성 자반병, 특발성 혈소판감소성 자반병, 스테로이드 자반병, 혈관염

감별 포인트

- 자반의 분포와 성상을 주의 깊게 진찰한다. 침윤이 있는 자반이 있을 경우에는 혈관염을 고려한다.
- 혈액질환에 의한 것으로 의심될 때에는 반드시 채혈을 해서 CBC · 출혈시간 등을 확인한다.

1 치료

① 노인성 자반병은 다음과 같이 치료 한다.

- 외적인 자극을 피한다.
- 지혈제: 카르바조크롬 설폰산나트륨 수화물(아도나®, 30mg/정) 3정/일, 1일 3회 내복
  혈관벽 강화약: 트라넥삼산(트란사민®, 250mg/정) 3정/일, 1일 3회 내복, 아스코르빈산(시나르®) 600mg/일, 1일 3회 내복
- 피부보호를 위해 헤파린유사물질(힐도이드®, 25g) 1일 1회 외용, 바셀린 1일 1회 외용

② 피부가 박리되어 출혈을 보이는 경우라도 항혈소판제를 중지할 필요는 없다고 사료된다Ⓑ. 압박지혈을 하고 거즈나 드레싱제[하이드로콜로이드 드레싱(듀오액티브®), 폴리우레탄 폼드레싱(하이드로사이트®)]를 부착하는 등의 방법으로 보호한다Ⓐ.

2 컨설테이션

① 미란 형성이 잘 낫지 않는 경우는 궤양 치료가 필요한 때가 있으므로 피부과 의사에게 상담을 받는다Ⓐ.

POINT 자반의 분포 방식, 성상으로 원인을 감별한다.

Level 1

04 가렵고 부풀어 오른 전신의 피부발진

두드러기

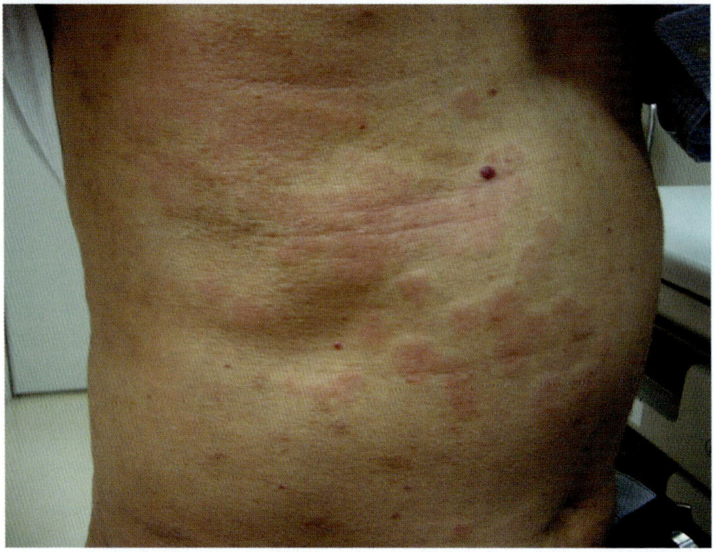

현재 병력

60세 남성. 저녁식사 후 갑자기 볼록하게 불거진 피부발진이 생겨 전신으로 퍼졌다. 가려워서 참을 수가 없다.

일반 임상의의 Approach

생각한 것

몸과 손발에 붉게 부풀어 오른 동그란 피부병변이 있다. 점점 많이 생기고 가려움을 동반하기 때문에 두드러기라고 생각했다. 쇼크나 기도협착이 의심되는 소견은 없다. 기왕력 · 복약력 · 여행력이 없다. 저녁식사는 평소 먹던 음식만 먹었다. 그 외에 기초질환이 의심되는 증상이나 소견이 없다. 피로 등이 원인이었던 듯싶다. 만성화되면 검사가 필요한가?

행동한 것

소양감이 심하기 때문에 d-클로르페니라민 말레인산염(네오말레루민 TR®)을 처방했다. 다음날 가라앉아서 검사는 하지 않았다.

이것이 알고 싶다

항알레르기제와 스테로이드는 어떻게 구분해서 사용하며, 스테로이드를 사용하는 기준Ⓐ, 외용제의 사용에 대해Ⓑ 알고 싶다.

피부과 의사의 Advice

피부소견

- 체간부에 가려움을 동반한 크고 작은 부종성 홍반이 많이 났다. 일부 융합되어 지도상을 띠고 있다.
- 홍색 피부묘기증(손톱 등으로 피부를 문지르면 문지른 부위가 빨갛게 되며 융기되는 것)이 있다.
- 원인은 감염, 음식물, 피로, 특정 약물, 햇볕 등 여러 가지이며, 일반 진료로 명확한 원인을 알기 어려운 경우가 많다.
- 급성 두드러기는 상기도 · 소화관 · 요로 등의 감염증을 합병하는 경우가 많다.

감별 곤충교상, 다형 홍반, 중독홍반, 두드러기성 혈관염, 결절성 홍반, 약진 등

감별 포인트

- 각각의 병변은 24시간 이내에 흔적을 남기지 않고 없어진다. 진단은 시진과 문진으로 확정할 수 있다. 일반 두드러기는 진피 상층의 일과성 부종이지만, 병변 중심이 진피 · 점막심층 내지 피하조직에 있고 국한된 범위의 심부부종을 맥관부종(Quincke 부종)이라 하며, 병변이 2~3일 지속되는 경우가 많다. 호발 부위는 얼굴, 특히 눈꺼풀, 입술(그림 참조)이며 가려움이 없는 경우가 많다.
- 1개월 이상에 걸쳐 증상의 출몰이 반복되는 경우는 그 후에도 몇 개월 내지 그 이상 증상이 계속되는 경우가 많다. 그럴 경우에는 원인이 불분명하다는 이유만으로 무작정 검사하지 말고 병력과 신체 소견을 고려한 기초질환을 주의 깊게 살피면서 증례의 중증도까지 고려하여 치료를 계속하는 것이 중요하다.

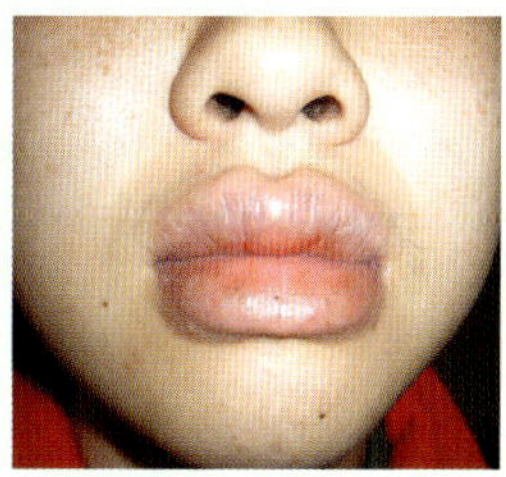

그림 맥관부종

1 치료

① 치료의 기본은 원인·악화 인자 제거·회피와 히스타민 H1 수용체 길항제를 내복하는 것이다.

② 내복은 의사의 지시가 있을 때까지 계속하는 것이 중요하다. 바로 그만두면 재발하기 쉽다.

③ 외용은 기본적으로 필요하지 않지만Ⓑ, 항히스타민제가 함유된 연고를 외용하거나 국소 냉각이 증상을 경감시키는 데 도움이 되는 경우가 있다.

④ 감염증상을 보이는 경우는 항생제를 투여한다.

⑤ 아나필락시스쇼크의 일부 증상으로 발생하는 경우도 있으며, 그럴 경우에는 기도 및

전신적인 순환혈액량 확보 같은 응급처치가 우선이다.

2 컨설테이션

① 일상생활에 지장을 줄 정도의 심한 두드러기가 몇 시간 이상 계속되는 경우나 며칠에 걸쳐 반복되는 경우는 히스타민 H1 수용체 길항제와 함께 부신피질 스테로이드 투여가 필요한 경우가 있다Ⓐ. 피부과 의사와 상담하도록 한다.

POINT

진찰시 약물, 음식, 식후 운동 등 문진을 통해 원인이 있는지 확인하는 것이 중요하다.

Level 1

05 두꺼워진 피부

굳은살

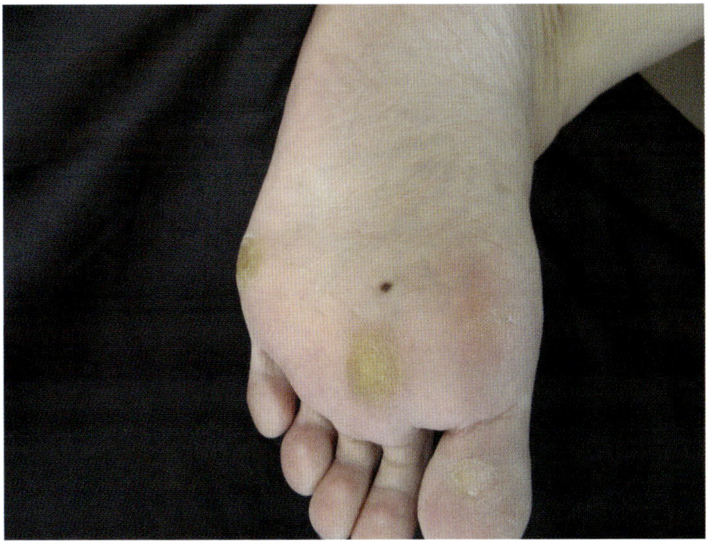

현재 병력

36세 남성. 서서 일하는 직업. 발바닥 피부가 두꺼워져서 진료를 받으러 왔다. 통증은 없다.

일반 임상의의 Approach

▍생각한 것

발바닥 피부 일부가 두꺼워지고 색도 노랗게 변했다. 표면은 사마귀처럼 까슬까슬하지는 않으며 검은 점상 출혈도 보이지 않고 중심핵도 없다. 통증이 없기 때문에 굳은살이라고 생각했다. 기초질환은 없으며 관절 변형도 보이지 않는다. 서서 일하는 직업이 원인이라고 생각된다. 신발에 문제가 있을지도 모른다.

▍행동한 것

메스로 깎아내자 황색의 투명하고 균일한 피부였다. 서서 일하기 때문에 재발하기 쉬우며, 예방책으로는 발에 맞는 신발을 신어야 하고, 최근에는 신발 전문가에게 조언을 받아 발의 모양을 따서 신발을 제작해주는 전문점이 있다는 것을 알려주었다. 굳은살 · 티눈 전용 패드가 시판되고 있다는 것도 설명해주었다.

▍이것이 알고 싶다

통증이 있을 경우의 처치Ⓐ, 감염 예방Ⓑ에 대해 알고 싶다.

피부과 의사의 Advice

피부소견

- 족저부에 표면이 편평하고 황색을 띤 각질 증식이 보인다.
- 족저중족골부, 지간, 족지 외측 등에 호발하며 보행에 지장을 준다.
- 전형적인 티눈(그림 참조)은 소형, 원형이며 각화성 핵을 가지고 있고, 굳은살은 비교적 대형이며 판상 각질증식성 양상을 띠고 있는 것을 말한다.
- 직업 · 습관 · 취미 · 스포츠 등 일상생활과 밀접한 관계가 있다.
- 기초질환에 관절 류머티즘이나 변형성 관절증 등에 의한 발가락의 변형, 유전성 신경질환, Hansen병, 당뇨병 등에 의한 감각 둔마, 정신병에 의한 반복 동작 등이 배경에 있는 경우가 있다.

감별 티눈, 사마귀

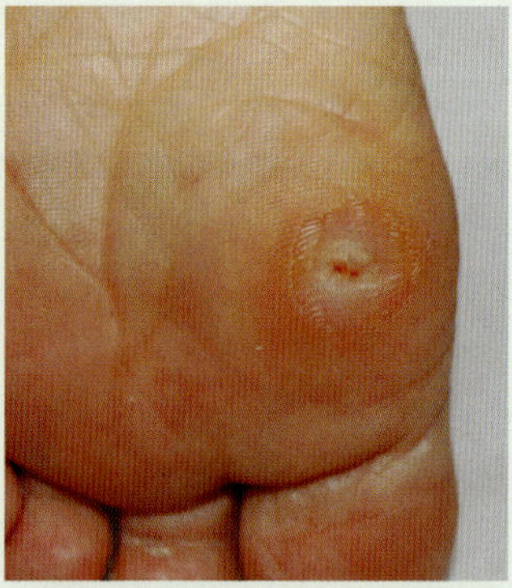

그림 티눈

감별 포인트

- 굳은살에는 핵이 없지만 티눈에는 핵이 있다.
- 티눈은 바이러스성 사마귀와의 감별이 필요하다.
- 사마귀는 기계적 자극이 적은 부위에 다발하고, 표면의 단단한 각질층을 깎아내면 다수의 흑점상 출혈을 보이므로 감별이 가능하다.

1 치료

① 원인 제거

② 신발은 발끝에 여유가 있는 것으로 교체하고, 발바닥은 부드러운 것으로 한다. 하이힐이나 너무 큰 신발도 피한다.

③ 살리실산(스필고M®, 살리실산 바셀린®)을 외용한다.

④ 안전한 면도칼로 비후된 각질을 잘라내면 통증이 가벼워진다Ⓐ.

⑤ 처방예

- 5~10% 살리실산(살리실산 바셀린®) 연고 또는 요소(케라티나민®) 연고 등 2회/일 외용
- 살리실산(스필고M®)을 병변부보다 약간 작게 잘라서 붙이고, 4~7일 후에 그 부위를 작은 칼로 잘라낸다.

2 컨설테이션

① 기초질환으로 당뇨병이 있을 경우는 통증을 느끼지 못하기 때문에 방치해서 각질 증식이 진행되어 2차 감염을 일으켜 각질 아래에 농양이 형성되는 경우가 있으므로 주의가 필요하다. 매일 풋 케어를 하여 발을 관찰하는 습관을 갖도록 지도한다Ⓑ.

② 중증예의 경우는 2개월에 1번 정기적으로 통원하여 각질을 깎아내는 처치를 한다.

POINT 일상생활에 지장을 줄 경우는 피부과 진료를 받을 필요가 있다.

Level 1

06 눈꺼풀 주위의 노란 멍울

안검 황색종(눈커풀황색종)

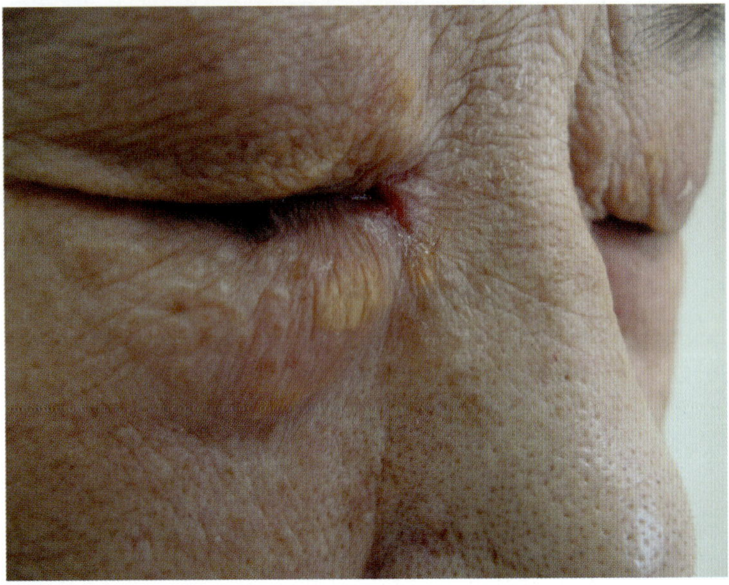

현재 병력

건강검진으로 진료를 받은 70세 여성. 진찰을 해보니 좌우의 상하 안검 내측에 황백색을 띤 직경 5~6mm의 융기가 있었다. 가족력에 지질단백 대사이상이나 허혈성 심질환은 없었다.

일반 임상의의 Approach

생각한 것

안검 황색종이라 생각하고 지질단백 대사이상을 의심했다.

행동한 것

공복 시 채혈 결과에서 지질단백 대사이상을 발견하고 혈청 LDL 콜레스테롤은 186 mg/dL, HDL 콜레스테롤은 70 mg/dL, 중성지방은 380 mg/dL이었다. 복부 둘레와 혈압 등이 대사 증후군의 기준에 해당되어 식사 · 운동요법을 하도록 했다.

이것이 알고 싶다

지질단백 대사이상이 경감되면 안검 황색종도 없어지는지 궁금하다Ⓐ.

피부과 의사의 Advice

피부소견

- 상하 안검의 내안각부에 편평융기성, 경도 침윤을 동반한 황백색 병변이 산재되어 있다.
- 대부분 양측성이며, 상안검의 내안각 주위에 분포한다. 2~30 mm까지 다양하다. 본 증례처럼 하안검까지 퍼지는 경우도 있다.
- 자각증상이 없다. 고 콜레스테롤혈증 IIa, III형에 동반되는 경우가 많지만 반 정도는 고지질단백혈증을 동반하지 않는다.
- 기초질환을 전혀 동반하지 않는 경우도 있다.
- 황색종 중에서는 가장 빈도가 높다. 간, 담도계 질환에 동반되는 경우도 있다.
- 지질단백 대사이상 채혈과 함께 병력에 대한 청취와 전신 진찰을 주의 깊게 할 필요가 있다. 당뇨병에도 주의.
- 젊은층에게서 발병하거나 가족력에 지질단백 대사이상증이 있는 경우는 지질단백대사이상증을 동반할 리스크가 높다.
- 지질단백 대사이상증이 나아지면 개선되는 경우도 있다Ⓐ.
- 그 외의 황색종으로는 ① 결절성 황색종, ② 건황색종, ③ 편평황색종, ④ 발진성 황색종 등이 있다.

감별 비립종(milium), 피지선증식증, 한관종

감별 포인트

- 안검 주위에서 발견되는 경우가 많지만 비립종, 피지선증식증, 한관종은 꼭 그렇지도 않다.

1 치료

① 식사요법과 운동 등의 생활지도, 지질단백 대사이상증을 동반하지 않는 증례라도 프로브콜(로렐코®) 내복으로 개선되는 경우도 있다.

② 프로브콜(로렐코®, 250 mg/정) 500mg/일, 1일 2회

2 컨설테이션

① 치료 순서로는 우선 식사요법 등의 생활지도를 하고, 이어서 약물요법에 의한 보존적 치료[프로부콜(로렐코®) 내복], 그런 다음에 외과적 치료로 진행해 나간다.

② 외과적 치료: 외과적 절제와 CO_2 레이저 등

③ 안검 황색종에 한해 절제는 대부분의 경우 유효하다. 절제는 미용적으로 조기의 개선을 얻을 수 있으나 피부과나 성형외과 전문의에게 의뢰하는 것이 좋다. 하지만 재발하는 경우도 있다.

POINT

지질단백 대사이상에 대한 스크리닝을 하는데 병변만 있는 경우도 있으므로 환자의 요구에 따라 절제도 검토한다.

Level 1

07 입가에 난 여러 개의 물집

단순포진

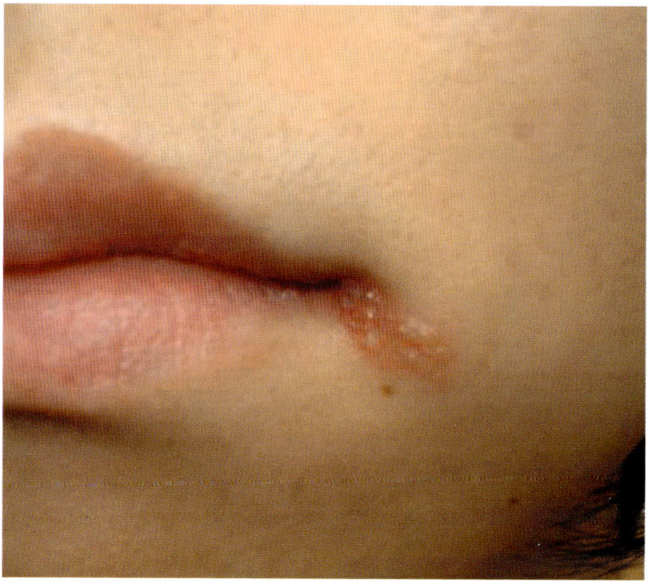

현재 병력

34세 여성. 어제부터 입가에 콕콕 찌르는 듯한 느낌이 있었으며 오늘 아침부터 아프기 시작해 우둘투둘 뭐가 났다. 가끔 컨디션이 좋지 않을 때 생긴다. 기초 질환은 없다.

일반 임상의의 Approach

생각한 것

입술 끝부분이 빨갛게 되고 작은 물집이 여러 개 밀집되어 났다. 전신상태는 양호하며 열도 없고 구강 내를 포함한 다른 곳에 병변은 없다. 재발성 단순포진(구순헤르페스)이라고 생각했다. 햇볕이나 월경에 의한 것은 아니다. 면역능력 이상은 없는 듯하다.

행동한 것

그대로 놔둬도 며칠 지나면 나을 것이라고 설명했지만 내복약을 강하게 원했기 때문에 다음번에 또 그런 느낌이 들면 그 때 조기 복용하라고 제안하고, 발라시클로버염산염(발트렉스®)을 처방했다. 재발 · 접촉감염 · 성기헤르페스에 대해 설명했다.

이것이 알고 싶다

항바이러스제의 내복 및 외용을 어떻게 구분해서 사용해야 하는지Ⓐ와 각각의 효과 및 금기사항Ⓑ을 알고 싶다.

피부과 의사의 Advice

피부소견

- 왼쪽 입가에 홍반성 기저부 위에 군집을 이루는 소수포가 있다. 피부점막 이행부에 발병하는 경우가 많다. 콕콕 찌르는 듯한 통증을 느끼는 경우가 있다. 발열시 · 위장 장애 · 피로 · 스트레스 · 햇볕 등으로 유발되는 경우가 있다. 기초질환이 없더라도 반복해서 재발되는 경우가 있다.

감별 대상포진, 접촉피부염, 고정약진 등

감별 포인트

- 대상포진은 한쪽의 일정 신경 영역에 소수포와 홍반이 생기고 전체적으로 대상(띠 모양)을 띠며 줄줄이 난다. 단순포진에 비해 통증을 강하게 느끼는 경우가 많다.
- 접촉피부염은 홍반이나 장액성 구진, 수포를 보이는 경우가 있지만 보통 통증은 없으며 가려움을 호소하는 경우가 많다.

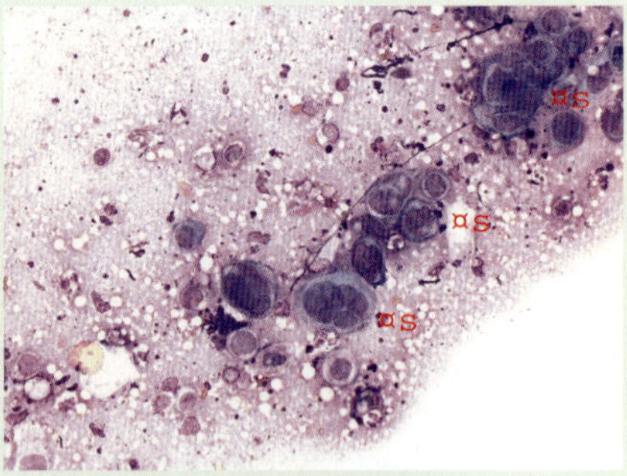

그림 김자염색: 다핵 거대 각화세포(→)를 확인한다.

- 고정약진은 약물 복용 후에 경계가 명료한 원형 홍반이 생긴다. 홍반은 약간 자홍색이며 가끔 수포 · 미란이 된다. 색소 침착을 남기며 치유된다.
- 단순포진은 수포바닥을 긁어 내용물을 슬라이드에 도말한 후 김자염색(Tzanck 테스트, 그림 참조)하여 다핵 거대 각화세포가 발견되면 진단적 의의가 높다.

1 치료

① 그대로 놔둬도 며칠이면 딱지가 생기면서 낫지만 빨리 치료하고 싶어하면 항바이러스제(내복 또는 외용)를 처방한다. 경증인 경우는 외용으로도 충분하지만 통증이나 부종을 호소하는 증례인 경우는 내복 치료를 검토한다Ⓐ. 내복 항바이러스제는 신장 배설성이므로 신장 기능에 문제가 있다면 주의가 필요하다Ⓑ.

② 처방예(내복): 발라시클로버염산염(발트렉스®) 1,000 mg/일, 1일 2회, 5일 복용

③ 처방예(외용): 비다라빈(아라세나 A® 연고) 1일 3~4회 외용

2 컨설테이션

① 전형적인 예라면 진단이 용이하지만 간혹 습진 · 피부염 등과 감별해야 하는 경우가 있으므로 이런 경우는 피부과 의사에게 소개한다.

POINT '홍반을 동반한 소수포'를 발견하면 단순포진을 고려한다.

Level 1

08 한쪽 이마에 피부발진이 생겼다

대상포진(초기)

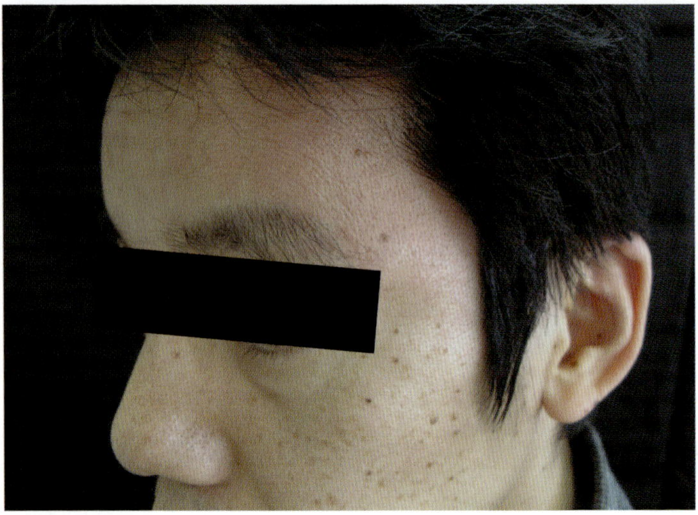

현재 병력

32세 남성. 기왕력은 없다. 며칠 전부터 왼쪽 이마에 통증과 발적이 있었다. 과거에 할머니가 얼굴의 같은 부위에 같은 병변이 생겨서 대상포진이라고 진단받았기 때문에 자신도 같은 병에 걸린 것이라고 생각하고 병원에 왔다. 전부터 스스로 흰머리 염색을 해왔다.

일반 임상의의 Approach

생각한 것

왼쪽 이마에 옅은 홍반이 있고 통증을 동반했다. 머리 염색에 의한 접촉피부염이 호발하는 부위이며 수포도 없다. 대상포진이라기 보다는 접촉피부염일 것이라고 생각했다. 더구나 젊고 건강한 성인은 대상포진에 잘 걸리지 않을 것이라고 생각했다.

행동한 것

머리 염색과 헤어 제품 등의 화학물질이 만성적으로 피부에 자극을 주면 피부염을 일으킬 가능성이 있다는 것을 설명했다. 머리 염색을 중지하고, 앞머리를 내리지 않도록 하라고 제안했다. 클로베타손 낙산에스테르(킨더베이트® 연고)를 처방했다. 하지만 대상포진일 가능성도 완전히 배제할 수 없었기 때문에 통증이 심해지거나 수포가 생기면 바로 병원에 오라고 설명했다.

이것이 알고 싶다

수포의 유무와 연령으로 보아 대상포진이 아닐 것이라고 생각했지만 확신이 서지 않았다. 대상포진을 확실히 감별할 수 있는 소견과 방법을 알고 싶다Ⓐ.

피부과 의사의 Advice

진단 대상포진

감별 단순포진, 접촉피부염, 단독

감별 포인트

- 감별을 위해 병변 출현부위(편측성인가), 병변부위에 동통이 있는가, 좌우의 지각 차이 유무 등을 주의 깊게 진찰한다. 수포나 미란이 있는 경우는 Tzanck test(p.27, 제1장 레벨1 10. 참조)가 유용하다Ⓐ.
- 접촉피부염일 경우는 스테로이드 외용이 효과적이다. 스테로이드 외용으로 심해지는 경우는 대상포진일 가능성이 있다.

피부소견

- 왼쪽 이마에 부종성 홍반이 보인다.
- 부종성 홍반만으로는 대상포진이라는 진단을 내리기 어려운 경우가 있다.
- 접촉피부염이어도 수포가 생기는 경우가 있으며 젊은 사람의 경우 동통이 확실치 않으며 소양감만 있는 경우도 있다.

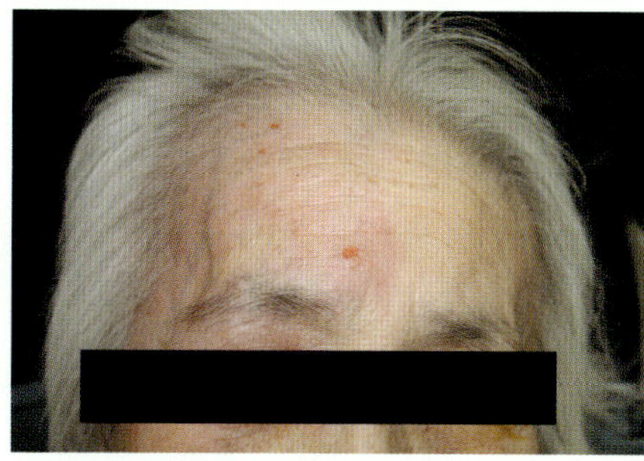

그림 대상포진

1 치료

① 대상포진이 의심되지만 병변의 양상이 확실하지 않아 진단을 내리기 어려운 경우는 시간이 지나면 수포가 나타날 가능성이 있으므로 다음날 또는 그 다음날에 병원에 다시 오라고 한다. 대상포진이라는 진단을 내릴 수 있다면 치료를 시작한다. 치료내용에 대해서는 다음 장을 참조.

2 컨설테이션

① Tzanck test가 필요한 경우 등 확실한 진단을 내리기 어려운 경우는 피부과 의사에게 상담하도록 한다.

POINT

확실한 진단을 내리기 어려운 초기 대상포진일 경우 수포가 조금이라도 있으면 Tzanck test가 유용하다.

Level 1

09 요통인 줄 알았는데 피부발진이 나 있었다

대상포진(수포기)

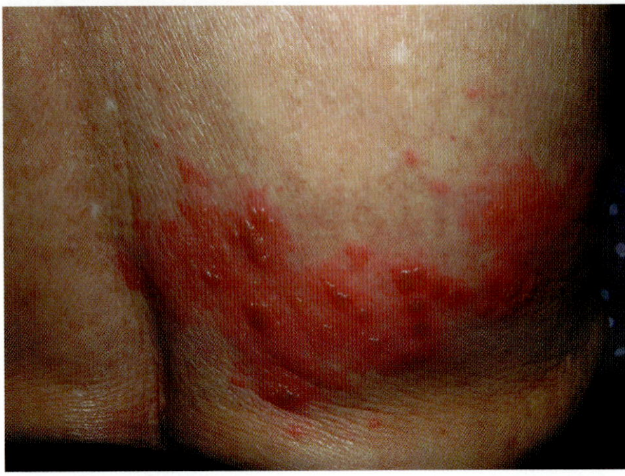

현재 병력

78세 여성. 고혈압과 만성 신장병 때문에 통원중. 3일 전부터 오른쪽 허리가 아팠는데 돌발성 요통이라 생각하고 되도록 움직이지 않으려고 했다. 오늘 아침에 너무 아파서 가족에게 좀 봐달라고 했더니 피부발진이 나있다고 해서 병원에 오게 되었다.

일반 임상의의 Approach

생각한 것

오른쪽 복부부터 등까지 대상(띠 모양)으로 퍼져 있는 홍반으로 수포도 여러 개 잡혀 있었다. 통증이 먼저 왔고 같은 부위에 신경주행을 따라 홍반 · 수포가 나타난 점으로 보아 대상포진일 것이라고 생각했다.

행동한 것

신장 기능에 문제가 있기 때문에 항바이러스제는 양을 줄여서 발라시클로버염산염(발트렉스®, 500 mg/정) 4정/일, 1일 2회를 처방했다. 며칠 후 신장 기능을 체크할 예정이다. 동통이 심하고 광범위하며 신경통이 후유증으로 남을지도 모르기 때문에 항염증작용을 하는 프레드니솔론(프레도닌®, 5 mg/정) 6정/일, 1일 2회도 처방했다. 신경통을 완화시키기 위해 국소를 차갑게 하지 말라고 지시했다.

이것이 알고 싶다

환자가 입욕이 가능하냐고 물어보는데 가지고 있던 책에는 그런 내용이 기재되어 있지 않아 곤란했다Ⓐ. 또한 내복 스테로이드가 어느 정도 유효한지 알고 싶다Ⓑ. 당뇨병이 있는 환자에게 처방해도 되는지 궁금하다Ⓒ.

피부과 의사의 Advice

피부소견

- 오른쪽 Th8~10 영역에 띠 모양으로 부종성 홍반이 생겼다. 그리고 배꼽 근처까지 소수포들이 밀집되어 있었다.
- 옅은 홍반이나 홍반성 기저부를 가진 소수포(투명)로 시작되는 경우가 많으며, 시간이 경과됨에 따라 홍반의 색조가 선명해지고 수포는 증대하여 혼탁수포에서 농포화되어 간다(그림 참조). 또한 피부발진이 먼저 나타나고 동통이나 소양감이 발생하는 경우도 많다.
- 대상포진 후 신경통을 남기지 않기 위해서는 병변을 중증화시키지 않아야 하는데 그러기 위해서는 발병 후 조기에 항바이러스제를 투여하는 것이 필요하다.

감별 단순포진, 수두, 카포지 수두양 발진, 접촉피부염, 전염성 농가진

감별 포인트

- 동통을 수반한 부종성 홍반, 소수포들이 밀집되어 있으면 대상포진을 고려할 수 있다.

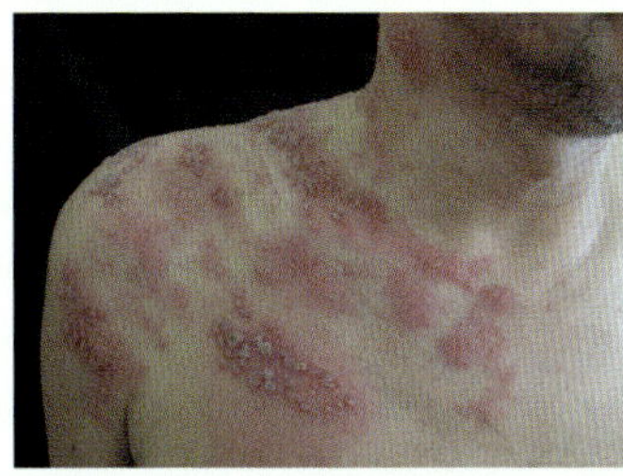

대상포진(혼탁수포에서 농포기)

1 치료

[항바이러스제]

① 경증(젊은이, 기초질환 없음, 범발성 발진 없음, 발진의 정도가 경도)인 경우는 통원치료를 하며 발라시클로버염산염(발트렉스®, 500 mg/정) 6정/일, 1일 3회, 7일 복용

② 중증(고령자, 기초질환 있음, 범발성 발진 있음, 면역억제상태, 미란이나 궤양이 있음)인 경우는 입원치료를 하며, 아시클로버(비크록스®) 250 mg(5 mg/kg/회)+생리식염수 100 mL, 1일 3회, 7일간

※ 항바이러스제 투여는 신장 기능을 확인하고 나서 한다. 신장 기능이 저하된 경우는 양을 적절히 줄인다. 범발성 발진이 있을 때에는 바이러스혈증을 고려하여 집중치료한다.

[진통제]

① 록소프로펜나트륨 수화물(록소닌®, 60 mg/정) 3정/일, 1일 3회, 레바미피드(무코스타®, 100 mg/정) 3정/일, 1일 3회

[말초신경장애 개선제]

① 메코발라민(메티코발®, 250 μg/정) 3정/일, 1일 3회

[피부외용제]

② 아즐렌(아즈놀®) 연고 거즈 또는 바시트라신 프라지오마이신 황산염 배합(발라마이

신®) 연고 거즈, 1일 1회, 샤워 후에 부착

2 컨설테이션

① 전신 상태가 좋으면 샤워를 해도 좋으며 병변 부위를 청결하게 유지하는 것도 중요하다Ⓐ.

② 수포가 심하게 많이 형성되어 미란이나 궤양을 동반하는 경우는 피부과 의사와 상담을 하도록 한다.

③ Ramsay Hunt 증후군을 합병하고 있을 때에는 스테로이드 내복을 병용한다Ⓑ. 당뇨병 악화가 예상되는 경우는 내과 검진을 병행할 수 있는 종합병원으로 입원하는 것을 검토한다Ⓒ.

POINT 피부분절(dermatome)을 따라 생긴 부종성 홍반, 수포가 있고, 동통을 동반한 경우에는 대상포진을 고려하여 조기에 항바이러스제를 투여하는 것이 중요하다.

Level 1

10 코에 찌릿찌릿한 통증이 있더니 발진이 생겼다

대상포진(삼차신경 제1지 영역)

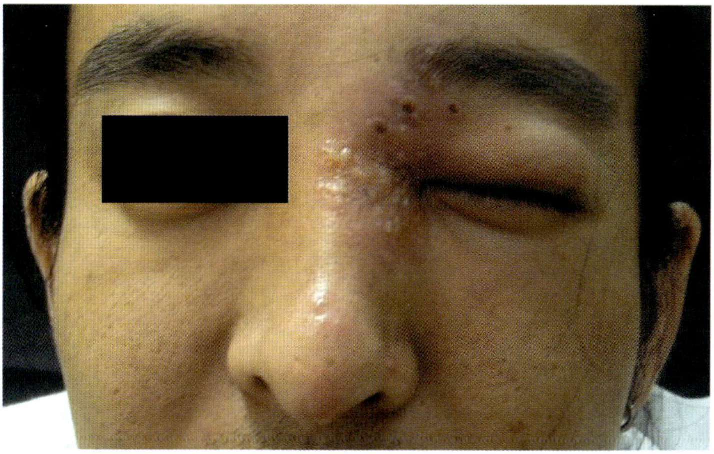

현재 병력

31세 남성. 업무가 바쁘고 생활이 불규칙하다. 코와 머리카락을 만지면 찌릿찌릿한 통증을 느껴 머리에 병이 생긴 것이 아닌가 걱정이 되어 내과로 외래 진료를 받으러 왔다. 신경학적 소견에는 이상이 없었으며, 피부발진이 생기면 다시 진료를 받으러 오라고 지시했다. 며칠 후 콧등에 발진이 생겨 다시 진료를 받으러 왔다.

일반 임상의의 Approach

생각한 것

신경통으로 여겨지는 전구증상이 동반되고 소구진 · 소수포가 왼쪽 비근부부터 비배부에 났기 때문에 삼차신경 제1지 영역의 대상포진이라고 생각했다. 왼쪽 안검에 부종이 있으며 삼차신경 제1지 영역의 대상포진에 합병될 수 있는 안병변(결막염 · 각막염)이 심각한 상황이었다.

행동한 것

신경통에 대해 록소프로펜나트륨 수화물(록소닌®)을, 항바이러스제로 발라시클로버염산염(발트렉스®) 3,000mg/일, 1일 3회 처방했다. 또한 안병변의 합병을 체크하기 위해 안과 진료를 받기 위한 진료의뢰서를 써주고 같은 날 진료를 받으라고 지시했다.

이것이 알고 싶다

삼차신경 영역에 대상포진이 생겼을 경우 경과 관찰과 합병증 중에서 눈에 나타나는 증상 외에 주의해야 할 사항(포인트)이 무엇인지 알고 싶다Ⓐ.

피부과 의사의 Advice

피부소견

- 왼쪽 비첨부에서 비배, 안각에 걸쳐 띠 모양으로 제형성의 중앙부 함몰을 동반한 소수포, 농포가 밀집되거나, 산재적으로 다발되어 있다. 왼쪽 안검은 눈을 뜰 수 없을 정도로 많이 부어 있다.
- 처음에는 신경지배 영역을 따라 밀집성 또는 산재성으로 부종성 홍반이 생기고, 홍반 위에 홍색 구진이 났다. 이어서 1~2일 만에 홍색 구진 부위가 밀집성 소수포가 되었다.
- 수포가 큰 경우에는 농포가 되며 미란이나 궤양이 나타나고 건조 · 가피화될 때까지 2~3주 정도 걸린다. 얼굴은 모피지선이 많아 농포 · 궤양이 생기는 경우가 많다.
- 특히 비배부부터 비첨부(비모양체신경 지배영역)에 병변이 생기면 눈 합병증이 발생하기 쉬우며, 증상도 심각해지기 쉽다(Hutchinson의 징후). 눈 증상은 피부 증상보다 늦으며 대부분 발진이 생긴 후 7일 이내에 나타난다. 안검은 눈을 뜰 수도 없을 정도로 심한 부종이 있는 경우도 있다. 눈 합병증으로는 결막염, 각막염, 홍채모양체염, 녹내장 등이 있다.

감별 단순 포진, 접촉피부염, 곤충교상, 전염성 농가진, 단독, 안와봉와직염

감별 포인트

- 가려움의 유무와 발열, 염증반응
- Tzanck test: 수포 부위의 도말 표본을 만들어 김자염색을 한다. 헤르페스속 바이러스 감염증이면 풍부한 세포질을 포함한 다핵거대세포(ballooning cell)가 발견된다.

1 치료

① 눈 합병증이 심한 경우에는 입원을 하고 항바이러스제를 주사한다. 우선 입원을 권한다.

② 급성기에는 심신의 안정을 유지하며 과로를 피한다. 안검의 종창이 심한 초기에만 냉각이 유효하다(냉각에 의해 종창이 개선됨).

③ 염증 후 과색소침착을 남기지 않도록 하기 위해 얼굴에 차광을 하도록 지시한다Ⓐ.

④ 외용: 연고기제 외용제. 바시트라신 프라지오마이신황산염 배합(발라마이신® 연고), 아즐렌(아즈놀® 연고) 등

⑤ 내복

- 메코발라민(메티코발®, 500 μg/정) 3정/일, 1일 3회
- Fursultiamine(아리나민 F®, 25 mg/정) 3정/일, 1일 3회
- 록소프로펜나트륨 수화물(록소닌®, 60 mg/정) 3정/일, 1일 3회
- 레바미피드(무코스타®, 100 mg/정) 3정/일, 1일 3회

⑥ 주사

- 아시클로버(조비락스®, 750 mg/일) 1회 250 mg, 1일 3회
- 아시클로버는 신장 배설성이므로 고령자나 신장 기능이 저하된 환자에게는 투여량을 조정할 필요가 있다.
- 통원치료에는 비다라빈(아라세나 A®) 5~10 mg/kg/일(체중이 60 kg이면 300 mg) 1일 1회 주사한다.

⑦ 입원을 할 수 없을 때의 내복 처방

- 팜시클로버(팜빌®, 250 mg/정) 3정/일, 1일 3회, 7일간
- 발라시클로버염산염(발트렉스®, 500 mg/정) 6정/일, 1일 3회, 7일간

2 컨설테이션

① 눈 합병증이 발생하기 쉬우므로 안과 의사의 상담을 받도록 한다. 특히 고령자의 경우는 신경통이 남기 쉬우므로 주의한다Ⓐ. 눈 증상은 늦게 나타나는 경우가 있지만 빨리 진료를 받도록 권한다. 다음날이 가장 좋지만 항바이러스제 투약을 시작하면 나음날 이후도 가능하다.

POINT 콧등에 병변이 생긴 대상포진은 반드시 안과 의사에게 상담을 받도록 한다.

Level 1

11 다양한 시기의 발진이 동시에 보인다

수두(진행기)

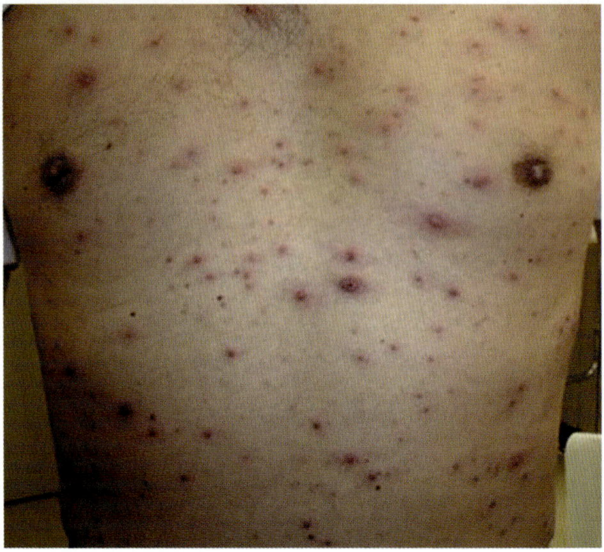

현재 병력

31세 남성. 3살짜리 아이가 2주 전에 수두에 걸림. 2~3일 전부터 피부발진이 생기더니 서서히 몸 전체로 퍼져 병원에 오게 되었다.

일반 임상의의 Approach

생각한 것

발진이 생기기 몇 주 전부터 주변에 수두가 유행하고 있었고, 환자의 발진이 다양한 시기의 홍반 · 수포 · 가피를 보이고 있어 수두라고 진단을 내렸다.

행동한 것

성인이 이환된 예이고 중증화될 우려도 있어 발라시클로버염산염(발트렉스®, 500 mg/정) 6정/일, 1일 3회, 7일간 복용하라고 처방했다. 모든 병변이 가피화될 때까지 다른 사람과의 접촉을 피하라고 설명했다. 또한 72시간 내에 접촉한 사람 중 수두에 걸린 적이 없는 사람에게는 수두 생백신이 효과적이라고 말했다.

이것이 알고 싶다

수두 유행이 확실하지 않고 수포 · 가피가 나타난 시기가 아닐 경우에는 어떻게 진단을 내려야 할지 알고 싶다Ⓐ. 아시클로버의 적응 · 발병으로부터 투약 시기 등에 대해 알고 싶다Ⓑ.

피부과 의사의 Advice

피부 · 점막소견

- 홍반으로 둘러싸인 소수포가 산재해 있고 일부는 가피화되어 있으며 각각 시기가 다른 발진이 혼재되어 있다. 소양감을 동반한다.
- 수포는 구강 내, 안검 결막에도 생기며 림프절 종창도 보인다.
- 성인에게 수두가 발생한 때는 권태감 등의 전신증상을 동반하는 경우가 많다. 뇌염, 간질성 폐렴, 신염 등을 합병하는 경우도 있다.

감별 범발성 대상포진, 카포시 수두양 발진, 중독홍반

감별 포인트

- 범발성 대상포진은 피부분절과 일치되는 소수포의 분포와 동통을 보인다.
- 카포시 수두양 발진은 아토피성 피부염 등의 질환을 기초로 발병하며 처음에는 비교적 국한된 다발성 소수포를 보인다.
- 수포 초기에는 홍반 · 구진만 나타나서 중독홍반과 감별해야 하는데, 수두는 이후 수포가 생기며 발열 등을 동반하는 경우가 많다Ⓐ.

1 치료

① 발라시클로버염산염(발트렉스®, 500mg/정) 6정/일, 1일 3회, 5~7일간 복용

② 중증인 경우는 아시클로버(조비락스®) 250mg, 1일 3회, 7일간 점적 정주

③ 건강한 소아의 수두에 대해 경구 아시클로버를 루틴으로 투여하는 것은 권장되지 않지만, 13세 이상의 건강한 환자에게는 아시클로버 투여가 매우 유용하다. 발진 출현 후 24시간 이내Ⓑ에 투여를 시작하는 것이 바람직하다.

④ 페놀아연화 기름로션(카치리), 바시트라신 프라지오마이신황산염 배합(발라마이신® 연고) 외용

⑤ 이환력이 없는 접촉자에게는 예방 차원에서 수두 생백신을 투여하는 경우가 있다(접촉 후 72시간 이내).

2 컨설테이션

① 초기에는 홍반, 구진만 나타나 진단을 내리기 어려운 경우가 있다. 또한 성인의 경우는 소아에 비해 중증으로 진행되는 경우가 많으며, 중증인 경우에는 입원을 해서 항바이러스제 주사치료를 하기 때문에 피부과 의사와 상담을 하도록 한다.

POINT 부종성 홍반~홍반으로 둘러싸인 소수포가 산재, 일부 가피화되어 신구 피부병변이 혼재되어 있는 경우 수두를 고려한다.

Level 1

12 전신, 두부에 산재되어 있는 신구 혼재된 수포성 발진

수두(초기)

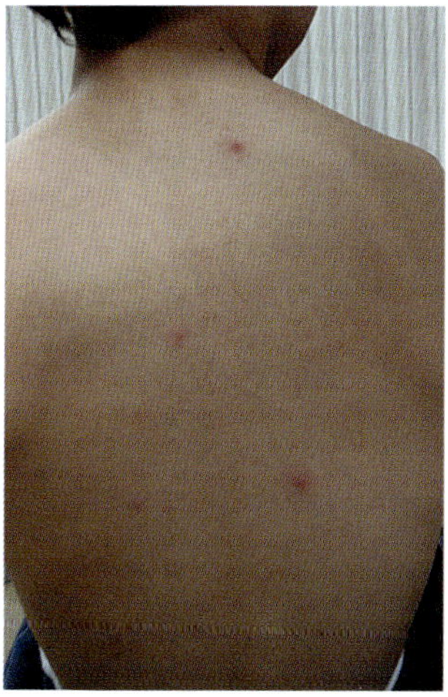

현재 병력

7세 남자 어린이. 전날 목욕 시 어머니가 아이의 등에 피진이 생긴 걸 봤지만 벌레에 물린 것이려니 생각했다고 한다. 학교 양호교사로부터 발진이 많이 생겼다는 연락을 받고 허둥지둥 오늘 오후에 병원에 진료를 받으러 왔다.

일반 임상의의 Approach

생각한 것

등 같은 체간에 일부 수포를 동반한 소홍반이 모두 7개 정도 나있었다. 전에 수두에 걸린 적이 없고, 백신 접종도 하지 않았다. 수두가 의심되었지만 확신을 할 수 없어 병변이 더 늘어나는지 지켜보자고 말하고 다음날 오전에 다시 진료를 받으러 오라고 말했다. 다음날 아침 발진이 더 늘어났고 열도 나며 일부는 가피화되기 시작했고, 두부에도 병변이 생겨 수두라는 진단을 내리게 되었다.

행동한 것

항바이러스제는 수두의 중증화 예방과 치유 기간 단축을 기대할 수 있지만 본래 수두는 자연 치유가 되는 질환임을 설명했다. 그리고 항바이러스제가 드물게 부작용이 나타난다는 것도 설명했다. 아이의 어머니가 항바이러스제를 원해 발라시클로버염산염(발트렉스®) 1회 25 mg/kg, 1일 3회, 5일간 복용하라고 처방했다. 동시에 항히스타민제, 페놀아연화 기름로션(카치리), 아세트아미노펜(피리나딘®, 카로날®)을 필요할 때만 먹으라고 처방했다. 2차 감염을 예방하기 위해 샤워를 권장하고, 손톱을 깎으며, 모든 피부병변이 가피화될 때까지 학교에 가지 말라고 했다. Reye 증후군을 막기 위해 열이 난 경우는 처방한 아세트아미노펜 외의 약은 사용하지 말라고 지도했다.

이것이 알고 싶다

수두 기왕력이 있는 6개월 미만 어린이나 수두 백신 접종을 마쳤을 경우에는 항바이러스제를 권하지 않지만 그 외에는 항바이러스제를 적응해야 하는지 알고 싶다Ⓐ. 그리고 복용 기간도 3일 정도면 되는지 궁금하고Ⓑ, 외용제의 의의에 대해서도 알고 싶다Ⓒ.

피부과 의사의 Advice

피부 · 점막소견

- 수두-대상포진 바이러스에 처음 감염되어 발병한다. 대부분 생후 6개월 이상부터 10세까지 걸림. 잠복기는 평균 14일(10~20일). 전구증상(가벼운 열 등)을 동반하는 경우가 있다. 가족내 감염률은 80~90%.
- 병변은 변화한다. 첫 발진은 ① 홍반(2~5 mm)이 여러 개 나고, 이후 ② 홍반으로 둘러싸인 소수포(홍반 중앙에 소수포를 형성)로 변화한다. 이후 2~4일이면 ③ 가피화(일부 농포화되는 경우도 있음)된다. 발진은 체간부터 생기며 이후 사지, 두부, 얼굴 등으로 퍼진다.
- 발진은 3~4일간 계속 생기며 앞서 말한 ①~③의 발진이 혼재하는 것이 특징이다. 홍반으로 둘러싸인 소수포가 발견되면 진단을 확정지을 수 있다.
- 머리카락으로 덮여 있는 두부에도 홍반으로 둘러싸인 소수포가 생기며, 이개 후부의 림프절 종창도 나타나면 진단에 도움이 된다.
- 전체 경과(발진의 출현부터 가피화까지)는 약 7~10일간.
- 발진은 가려움을 동반하는 경우가 많고 세균성 2차 감염에도 주의하며 경과를 지켜본다.
- 구강 내에 점막병변이 생겼을 경우 특히 모유 수유를 하는 아이는 경구 섭취 불량, 탈수에 주의해야 한다.
- 임산부나 성인이 수두에 걸렸을 경우에는 중증화되는 경우가 있다. 분만 직전이나 직후의 임산부가 수두에 걸렸을 경우 아기가 신생아 수두에 이환되는 경우가 있다. 신생아 수두는 중증화되기 쉬우며 사망률이 높기 때문에 주의가 필요하다.
- 합병증으로는 폐렴, 뇌염 등에 주의해야 한다. 사망하는 증례도 있다(범발성 수두).
- 수두 백신 접종자의 경우 열은 나지 않으며 발진이 많지 않은 등 비전형적인 증상을 보이는 경우가 있다. 병력, 백신 접종력을 묻는 것이 중요하다.

감별 땀띠, 곤충교상, 카포시 수두양 발진 등

감별 포인트

- 발진의 수가 적을 때에는 곤충교상과의 감별이 필요하다. 곤충교상의 병변은 홍반이며, 꼭 소수포가 나타나는 것은 아니다. 수두로 인해 생기는 발진의 특징은 홍반으로 둘러싸인 소수포이며, 며칠 이내에 개수가 증가한다.

1 치료

① 항바이러스제[발라시클로버염산염(발트렉스®, 과립 50%)](소아, 수두) 체중 1kg당 발라시클로버염산염은 1회 25mg, 1일 3회, 5일간 경구투여

② 수두가 경증인 경우라도 발트렉스® 를 투여하는 경우가 많다(중증화 예방, 합병증 예방을 위해Ⓐ). 단, 수두 백신 접종자의 경우 전신상태가 양호하고 피부병변이 경증인 경우에는 경과에 따라 원칙인 5일간 투여를 요하지 않는 경우도 있다Ⓑ.

③ 기초질환으로 천식이 있을 경우에는 발트렉스® 투여시 테오필린(테오돌®) 내복 유무에 주의한다(테오필린 중독 예방).

④ 가려움이 있을 경우는 항히스타민제, 항알레르기제 등을 투여한다[에피나스틴염산염(알레지온® 건조시럽 1%)] 소아, 1세 이상이면 1회 0.05 g/kg(에피나스틴염산염으로 0.5mg/kg) 1일 1회 적당량 투여한다. 옥사토미드(셀텍트® 건조시럽 2%)는 소아의 경우 1 mg/kg/일, 1일 2회 적당량(며칠간) 투여한다].

⑤ 외용제인 카치리는 피부의 가려움증을 경감시키고 가피화를 촉진하기 위한 목적으로 이용한다Ⓒ. 긁은 흔적이 있을 경우에는 항생제가 함유된 연고(겐타마이신황산염(겐타신®) 외용제도 추가한다(2차 감염 예방).

⑥ 수두로 인한 출석 정지기간은 원칙적으로 '모든 발진이 가피화될 때까지' 이다.

2 컨설테이션

① 발진이 광범위한 증례나 2차 감염이 합병된 예는 피부과 의사에게 상담을 받도록 한다. 호발 연령은 영유아부터 소아이며 전신상태 관리가 필요한 경우에는 소아과 의사의 상담도 받도록 한다.

POINT 1~2일 만에 전신에 확대되는 홍반을 동반한 소수포는 수두를 고려한다.

Level 1

13 목이 아프고 손발에 발진이 생긴 어린이

수족구병(손발입병)

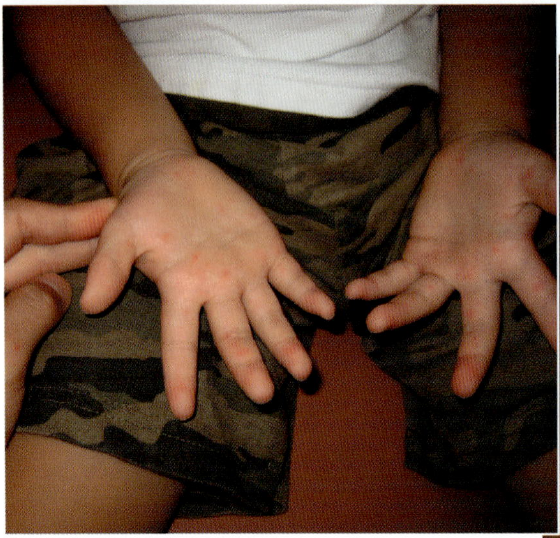

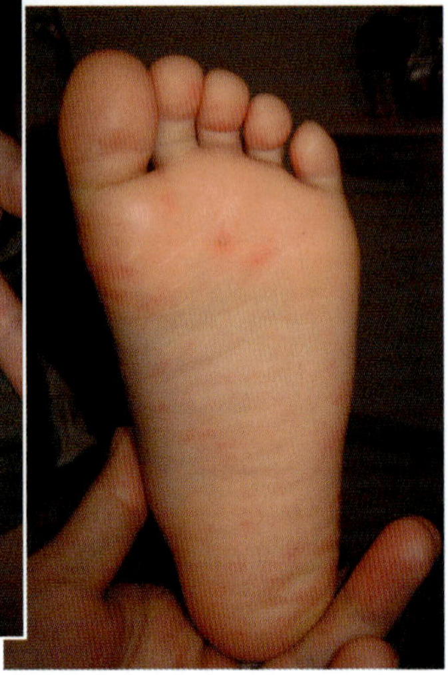

현재 병력

4세 남자 어린이. 여름, 미열이 나고 목이 아파 진료를 받으러 옴. 기초질환 없음. 어린이집에서 발열질환 유행중.

일반 임상의의 Approach

❙ 생각한 것

구강점막 · 연구개 · 혀에 작은 미란이 여러 개 있고 손바닥과 발가락 · 발바닥에 작고 붉은 물집이 생겼다. 체간이나 두피에는 물집이 생기지 않아 수두는 아닌 것 같다. 발진의 분포로 보아 수족구병으로 생각되었다. 뇌염이나 심근염이 의심되는 징후는 없다.

❙ 행동한 것

자연 치유된다고 설명했다. 수분 보충을 자주 해주라고 지시했고, 아세트아미노펜(안히바® 좌약)을 처방했다. 유제품 등 먹지 말아야 할 음식에 대해 조언하고, 재진을 받아야 할 상태와 징후에 대해 설명했다. 비말 감염이지만 변중 배설에 의한 경구 감염도 있기 때문에 손을 깨끗이 씻도록 권했다. 3일 후에 인두통은 경감되었으며 약 1주일 후 피부병변도 없어졌다.

❙ 이것이 알고 싶다

통증이 심한 경우의 대처 방법을 알고 싶다 Ⓐ.

피부과 의사의 Advice

피부 · 점막소견

- 손바닥과 발바닥을 중심으로 하며 그 외에 손등과 발등, 팔꿈치, 대퇴부, 슬개부에 갑자기 드문드문 소홍반이 생기고 이후 바로 쌀알 반톨 만한 크기(7~8 mm까지)로 회백색 소수포를 형성한다. 잠복기는 3~4일. 손바닥 · 발바닥은 지문 방향을 장축으로 하는 타원형 또는 반달형의 수포이며, 그 외의 부위는 구진 또는 장액성 구진이다. 동시에 구강점막[혀(그림 참조), 구개, 잇몸]에 통증이 있는 소수포와 아프타양 미란이 생긴다. 가벼운 열이 나고 상기도염, 위장 증상을 동반하는 경우가 있다.

감별 수두, 접촉피부염

감별 포인트

- 수두: 발열, 상기도염, 위장증상이 나타난 후 소수포가 생기는 점은 증상이 유사하지만, 출현 부위가 거의 전신에 나타나며 반대로 손바닥이나 발바닥에는 잘 나타나지 않는다.
- 접촉피부염: 갑자기 소수포가 생기는 경우가 있기 때문에 특히 손에 생겼을 경우는 감별이 필요하다. 단, 접촉피부염의 경우는 소수포 외에 인설을 동반하는 홍반이나 심한 가려움을 동반하는 경우가 많다. 또한 발열 같은 전신증상이 나타나는 경우가 드물다.

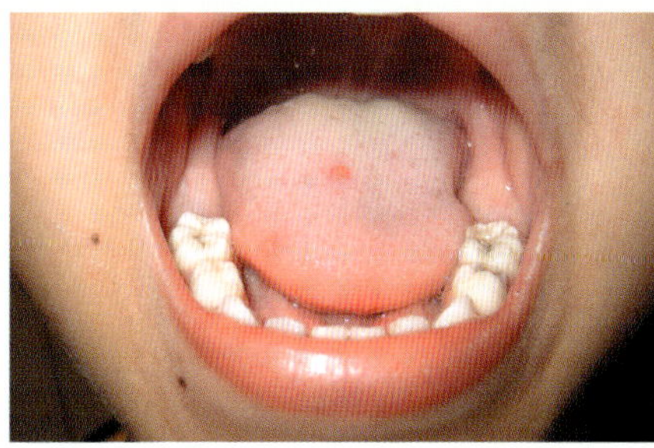

그림 수족구병의 혀

1 치료

① 대증요법으로 치료한다.

② 처방예

- 손발의 외용약으로 페놀아연화 기름로션(카치리, 20 g) 1일 3~4회
- 구내염에 대해 아즐렌(아즈놀® 양치액, 5 mL) 5 mL/회, 1일 여러 회
- 발열시에는 아세트아미노펜(안히바® 좌약, 50 또는 100 mg/정) 2정/1일 2회

③ 국소 냉각이나 연고기제 외용제[겐타마이신황산염(겐타신® 연고)] 등으로 수포의 통증을 줄일 수 있다Ⓐ.

2 컨설테이션

① 염증이 심하고 발진 증상이 중증화되었을 경우는 외용약을 바꾸는 것이 좋은 경우가 있으므로 피부과 의사의 상담을 받도록 한다.

POINT

소아의 경우 손바닥과 발바닥에 국한된 소수포와 구강내 미란이 발견되면 수족구병을 고려한다.

Level 1

14 양 볼의 좌우대칭 홍반과 사지에 좌우대칭 망상형 홍반

전염성 홍반(감염홍반)

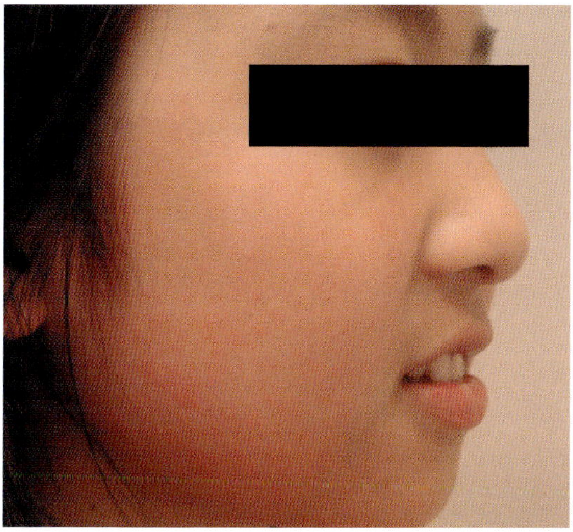

현재 병력

9세 여자 어린이. 며칠 전부터 미열이 있었지만 건강했다. 어제부터 양 볼이 따귀를 맞은 것처럼 빨갛게 되어 걱정이 되어서 진료를 받으러 왔다.

일반 임상의의 Approach

생각한 것

양 볼에 따귀를 맞은 것처럼 홍반이 있었으며 전신을 관찰하자 팔과 대퇴에도 홍반이 있었다. 호발 연령이기도 해서 전염성 홍반이라고 생각했다.

행동한 것

사지의 홍반이 더 퍼질 가능성은 있지만 질환 자체는 중증화되지 않고 일주일 정도면 자연 치유된다고 설명했으며, 이미 감염성이 없어 등교를 중지할 필요가 없다고 말했다. 단, 날씨가 좋은 날 밖에서 놀면 붉은 기가 더 심해지거나 없어졌던 홍반이 재발하는 경우가 있다고 설명했다. 또한 주변에 임산부(태내 감염을 일으키는 경우가 있음)가 없는지 확인했다.

이것이 알고 싶다

유치원이나 초등학교에는 임신 가능한 여성이 많은데 집단발생 등을 막기 위해 격리시킬 필요성이 있는지 궁금하다Ⓐ. 또한 성인의 경우는 어떤 증상을 보이는지 알고 싶다Ⓑ.

피부과 의사의 Advice

피부소견

- 증례 사진은 양 볼에 좌우대칭성으로 갑자기 나타난 침윤을 보이지 않는 홍반이다. 가려움을 동반하는 경우도 있다. 얼굴에 발진이 생겨 알게 되는 경우가 많다.
- 잠복기는 2주. 가벼운 감기 증상(미열, 기침, 재채기, 근육통 등) 후에 얼굴에 심홍색 홍반(나비 모양부터 따귀를 맞은 것 같다고 표현되는 부정형 홍반)이 나타난다. 입 주위는 창백하게 남는다. 경계가 명료하며 귀나 턱 부분을 따라 원심형으로 그물 모양을 띤다. 또한 좀더 경과되면 팔부터 하지에 거의 융기되지 않는 손톱 크기의 홍반이 생기며 2~3일 정도 되면 융합하여 지도 모양으로, 그 이후에는 망상형으로 변한다. 체간에서는 보기 드물다.
- 약간의 가려움을 동반하는 경우가 있다. 성인의 경우는 안면에 병변이 나타나는 경우가 드물며, 팔이나 다리에 망상의 홍반이 나타나는 정도가 많다. 또한 가족내 감염이 많고 어린이로부터 감염되는 경우가 많으며 단독 감염은 적다. 잠복기간은 2주 정도이므로 진단을 확정지을 수 있는 발진이 나타났을 무렵에는 이미 감염력이 없기 때문에 특별히 격리시킬 필요가 없다.

감별

돌발성 발진, 피부근염, 성홍열

감별 포인트

- 돌발성 발진: 고열이 나며 발진의 분포와 망상의 홍반이 나타나지 않는 점으로 감별하는 경우가 많다(p.151, 제2장 6. 참조)
- 피부근염: 감기 같은 증상이 있다가 나타나며 홍반도 자연히 없어지지는 않는다. 스테로이드 외용에 반응한다. 홍반성 루푸스[SLE(systemic lupus erythematosus: 전신성 홍반성 루푸스)나 DLE(discoid lupus erythematosus: 원판상 홍반성 루푸스)]도 안면에 원반상 홍반이 나타난다. 얼굴 외에 햇빛을 받는 부위(귀나 입술)에도 나타난다.
- 성홍열: 고열이 난다. 감기와 비슷한 증상, 전신증상이 심하다.

1 치료

① 자연히 나아지므로 경과를 관찰한다.

② 가려움이 심할 경우에는 디펜히드라민(레스타민코와® 연고, 30 g)을 적절히 사용.

③ 초등학생까지 발병하는 경우가 많으며, 발진이 생긴 경우에는 이미 감염력이 없으므로 등교 제한을 하지 않아도 된다고 보호자에게 말한다Ⓐ.

④ 성인의 경우 볼에 발적이 나타나는 경우는 드물며, 사지에 옅은 망상형 홍반이 나타나기 때문에 잘 모르는 경우도 있다Ⓑ. 대부분 가족내 감염 후에 발병하는 경우가 많으므로 어린이의 기왕력을 물어본다.

2 컨설테이션

① 디펜히드라민(레스타민코와® 연고) 외용으로 가려움이 경감되지 않았을 경우에는 외용제를 변경할 필요가 있으며, 또한 홍반이 자연히 없어지지 않는 경우는 다른 질환을 검토할 필요가 있으므로 피부과 의사와 상담을 하도록 한다.

POINT

학생이고 가벼운 감기 증상이 있다가 나타난 볼의 좌우대칭성 홍반은 팔과 다리에도 홍반이 있는지 확인하여 있을 경우에는 전염성 홍반을 우선 고려한다.

Level 1

15 입술 끝이 바싹 마르고 따끔따끔하며 타액으로 악화

구각 구순염(구석입술염)

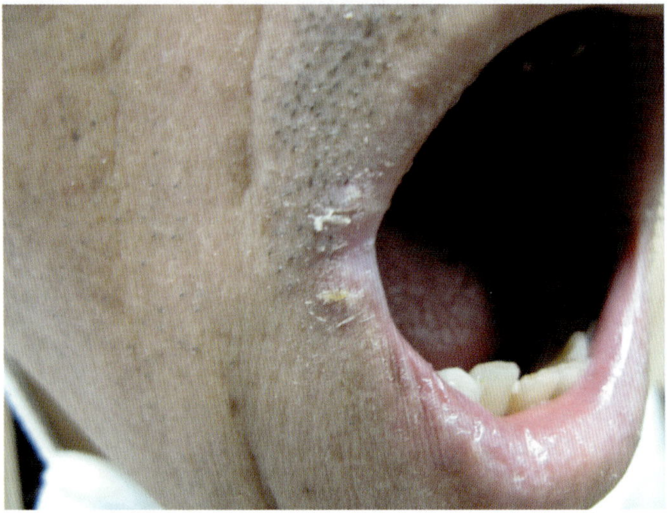

현재 병력

70세 남성. 고혈압 등으로 통원중. 전부터 입술 끝이 바싹 마르고 따끔따끔한 적이 있었는데 그러다가 곧 나아져서 방치하고 있었다. 입술 끝이 바싹 말라 있기 때문에 혀로 핥으면 통증을 더 심하게 느껴 진료를 받으러 왔다.

일반 임상의의 Approach

생각한 것 · 행동한 것

입가에 발적 같은 감염 징후는 없으며, 혀로 핥을 때 자극이 느껴지는 것을 피하기 위해 바셀린을 사용하라고 했다. 그리고 혀로 핥는 것을 중지하도록 설명했다.

이것이 알고 싶다

구순헤르페스 · 진균 등의 감염증 진단에 대해서Ⓐ, 환자가 내장질환이 원인이냐고 물어보는데 어떻게 설명해 주어야 하는지Ⓑ 알고 싶다.

피부과 의사의 Advice

피부 · 점막소견

- 오른쪽 입가에 인설, 균열을 동반한 발적, 미란이 보인다.

감별 접촉피부염, 칸디다성 구순염, 세균감염증, 헤르페스 바이러스 감염증

감별 포인트

- 접촉피부염도 구각염을 일으키는 경우가 있다. 음식, 치약, 립스틱 등이 접촉원인 경우가 많으나 접촉피부염이라면 입가뿐만 아니라 입술도 이환된다.
- 의심스러운 물질이 있으면 하나하나 첩포검사를 한다.
- 칸디다성 구각염(그림 참조)이라면 KOH 검사로 가는 균사를 확인할 수 있다.
- 헤르페스 바이러스 감염증이라면 소수포가 나타나며, 따끔따끔한 느낌 및 신경통을 동반한다Ⓐ.

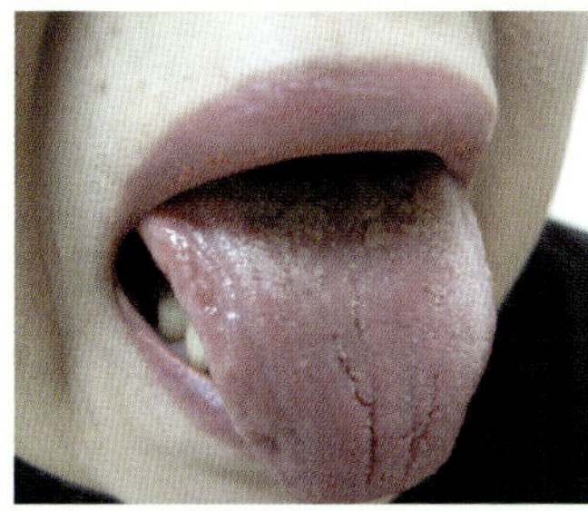

칸디다성 구각염

1 치료

① 국소적인 원인에 의한 것

- 상하 치아 사이의 거리가 노화에 의해 감소되면 구각부의 피부가 안으로 들어가 홈을 만들고 여기에 타액이 고이기 때문에 구각염이 발생한다. 부정 교합일 경우는 이를 개선하고, 구각부를 자주 핥는 습관이 있으면 그런 습관을 없앤다. 대증적으로는 유지성 기제를 가진 연고를 도포한다.
- 처방예: 아즐렌(아즈놀® 연고) 1일 여러 회 외용

② 전신적인 원인에 의한 것

- 특히 비타민 B_2가 결핍되면 발생하기 쉽다. 당뇨병이나 철결핍성 빈혈이 진행되면 구각의 미란이 생기기 쉽다.
- 처방예: 피리독살 인산에스테르 수화물(피독살®) 10 mg/정, 3정/일, 1일 3회 내복

③ 칸디다성 구각염

- 항진균제[루리코나졸(루리콘 크림 1%®, 10 g)], 1일 1회 외용

④ 헤르페스 바이러스 감염증

- 항바이러스제[비다라빈(아라세나 A 연고 3%®, 5 g)], 1일 여러 회 외용 등

2 컨설테이션

① 국소적인 원인에 의한 경우가 많으므로 국소 요법을 먼저 해보고 낫지 않을 경우에는 기초질환이 있는지 알아보고 치료를 하도록 환자에게 설명한다Ⓑ.

② 유지성 기제를 가진 연고를 외용해도 나아지지 않는 경우는 접촉피부염, 칸디다나 헤르페스 등이 원인일 가능성이 있으므로 피부과 의사의 진료를 받도록 한다.

POINT 외용으로 증상이 나아지지 않는 구각염은 피부과 의사의 진료를 받도록 한다.

Level 1

16 손이 닿는 범위에 퍼지는 피부병변

전염성 농가진(접촉전염농가진)

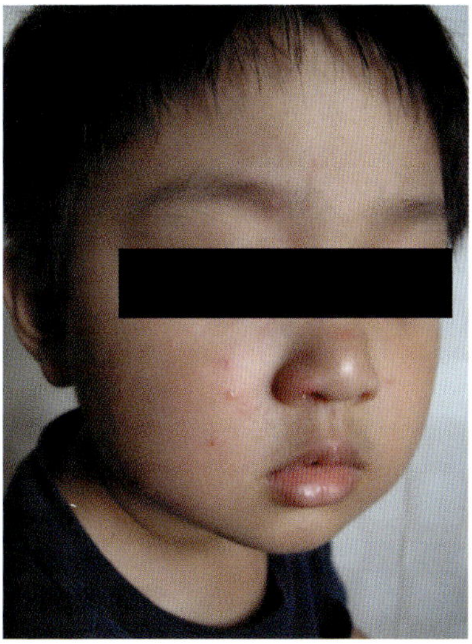

현재 병력

3세 남자 어린이. 며칠 전부터 작은 피부발진이 생겼는데 가렵다고 긁는 바람에 점점 더 늘어나 진료를 받으러 왔다.

일반 임상의의 Approach

생각한 것

긁는 며칠 동안 서서히 퍼졌으며 손이 닿지 않는 등 부분에는 병변이 없었기 때문에 전염성 농가진으로 판단했다.

행동한 것

긁으면 퍼지고 주위에도 옮길 가능성이 있다고 설명했다. 손 씻기와 목욕 · 샤워 등으로 청결을 유지하고, 최대한 긁지 않도록 주의시키고 손톱도 깎아주라고 지도했다. 치료로는 겐타마이신황산염 연고(겐타신® 연고) · 클래리스로마이신(클라리스®) 10~15 mg/kg/일, 1일 2~3회 내복]을 처방했다.

이것이 알고 싶다

항생제가 함유된 연고를 MRSA(methicillin-resistant Staphylococcus Aureus; 메치실린 내성 황색포도구균)에 대응할수 있는것으로 사용해야 하는지 [나디플록사신(아쿠아팀®) 처방]Ⓐ, 어린 아이들은 자기도 모르게 자꾸 긁는데 이에 대해서는 어떻게 대처해야 하는지, 내복약 처방은 어떤 경우에 해야 하는지Ⓑ 알고 싶다.

피부과 의사의 Advice

피부소견

- 얼굴에 가피, 소수포를 동반한 홍반이 많이 나 있다. 오른쪽 비강에 미란이 있다.
- 표재성 세균감염증으로 여름철에 0~5세 소아에게서 호발하며, 가려움이 심하고, 전염력도 강하다.
- 찰과상, 곤충교상, 습진병변에 이어 속발하는 경우가 많으며, 얼굴과 사지의 노출부에 호발한다.
- 최근 병변부로부터 MRSA 분리율이 높아져 (분리율 20~50 %) 경구항생제가 잘 듣지 않는 증례가 증가하고 있다.
- 초진시 반드시 항생제 감수성을 포함한 배양검사를 한다.

감별 곤충교상, 포도구균성 열상 피부증후군 (Staphylococcus scalded skin syndrome: SSSS)

감별 포인트

- 곤충교상은 염증이 심하고 수포 내용은 무균이다.
- SSSS이면 입 주위의 균열, 눈곱, 가피를 형성하는 독특한 용모를 보이며 전신의 피부가 화상을 입은 것처럼 박리되어 미란이 된다. 일반 전염성 농가진은 그 부위만 나타나지만 악화되면 SSSS로 이행하는 경우가 있다.

1 치료

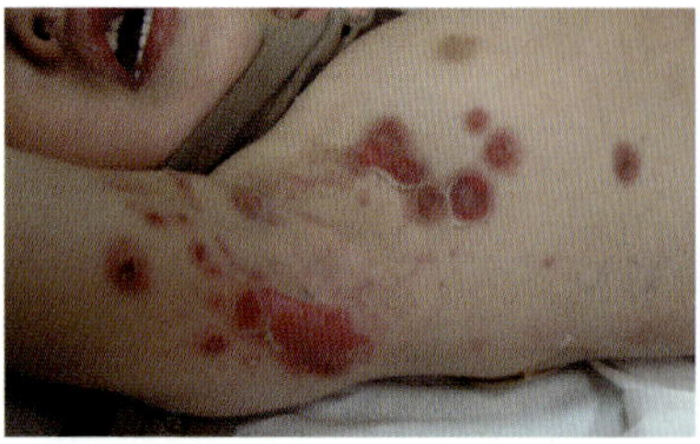

그림 수포성 농가진

① 항생제 내복(3~5일 정도. 효과가 없으면 균종의 동정 결과를 참고하여 항생제를을 변경)과 국소 세정이 기본이다.

② 외용은 주된 치료가 되지 않는다Ⓐ.

③ 긁음에 의한 확대를 막기 위해 가려움을 멈추는 약의 내복(셀텍트 DS®등)을 병용한다Ⓑ.

④ 생활지도가 중요하다(욕조 목욕을 하지 말고 샤워 정도로 씻으며, 비누 세정을 권한다. 긁지 않도록 손톱을 짧게 깎아준다Ⓑ).

⑤ 소독은 창상 치유를 늦추기 때문에 하지 않는다.

⑥ 병변 부위를 덮지 말고 건조시키는 것이 좋다.

⑦ 소아의 경우 코나 귀에 병변이 남으며, 잘 낫지 않는 경우가 있으므로 주의한다.

⑧ 미란이 확대되는 수포성 농가진(그림 참조)은 SSSS로 이행되는 경우가 있으므로 주의가 필요하다.

⑨ 처방예(소아)

- 세프디닐(세프존®, 세립소아용) 9~18 mg/kg/일, 1일 3회
- MRSA에 의한 경우는 포스포마이신칼슘수화물[(포스미신 건조시럽®) 40~120 mg/kg, 1일 3회 내복]을 사용한다.
- 외용은 겐타마이신황산염(겐타마이신® 연고), 나디플록사신(아쿠아팀® 연고 등) 1일 2~3회

POINT 치료는 항생제 내복과 국소 세정이 중요하다.

Level 1

17 윤기가 흐르고 특별한 증상은 없는 사마귀

전염성 연속종(물사마귀)

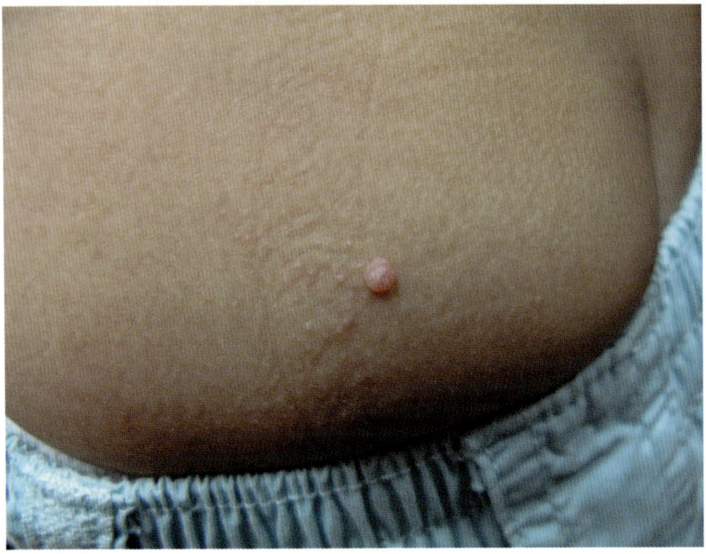

현재 병력

5세 남자 어린이. 몇 개월 전부터 몸에 뭔가 우둘투둘 나기 시작하더니 점점 늘어나서 진료를 받으러 왔다. 자각증상은 없다.

일반 임상의의 Approach

생각한 것

체간에 동그랗게 부풀고 매끄러운 광택이 있는 병변이 여러 개 있다. 맨 윗부분은 살짝 움푹하고 가운데에 하얀 핵이 있는 것처럼 보인다. 피부병변 주위에 붉은 기는 없다. 그 외에 다른 신체 소견은 없으며 연령 · 경과로 보아 전염성 연속종(물사마귀)으로 판단되었다.

행동한 것

그대로 방치해도 1년 정도 지나면 낫는 경우가 많다고 설명했으며, 스킨 케어로 흰색 바셀린(프로페트®)을 처방했다. 수영장에서 공용으로 쓰는 튜브나 타올을 사용하지 않도록 주의시키고, 만일을 위해 병변을 필름제로 씌웠다. 하지만 사마귀의 수가 점차 더 늘어났고 부모의 요구도 있어서 큐렛으로 모두 제거했다.

이것이 알고 싶다

큐렛으로 제거하는 경우의 마취법과 주의사항Ⓐ, 제거 후 상처의 처치법Ⓑ에 대해 알고 싶다. 그리고 환자가 수영 강습을 받고 있을 경우 강습을 중단하라고 지도해야 하는지 알고 싶다Ⓒ.

피부과 의사의 Advice

피부소견

- 복부에 담홍색을 띤 표면이 평활하고 광택이 있는 둥근 결절과 그 주위에 지름 1~5 mm 정도의 구진이 있다.
- 결절은 중앙부에 제형성이 있다.
- 복부 전체에 건조감이 있다.
- 폭스 바이러스에 속하는 전염성 연속종 바이러스가 원인이다.

감별 한진, 모낭염, 심상성 사마귀등

감별 포인트

- 일반적으로 유소아기에 자주 걸리는 질환이며 여름철에 많이 발생하고 남녀 거의 비슷한 정도로 나타난다.
- 아토피성 피부염 등 피부가 건조하거나 습진 병변에 합병되기 쉽고, 수영장을 자주 이용하는 사람에게서 많이 나타난다.
- 성인에게서 발생되는 예는 여성이 남성보다 약 3배 정도 더 많다.

1 치료

① 큐렛이나 작은 핀셋에 의한 내용물 압출. 마취를 한다면 제거하기 30분 전에 리도카인(펜레스® 테이프)을 붙인 후에 한다Ⓐ. 소파술 후 출혈이 있으면 겐타마이신황산염(겐타신® 연고)을 바르고 반창고를 붙인다Ⓑ.

② 냉동치료

③ 글루타르알데히드, 40% 질산은, TCA 등의 외용

④ 레이저 치료

⑤ 전기소작법

⑥ 탈락, 염증을 유도하기 위해 요쿠이닌 같은 한방제제를 내복, 시메티딘(타가메트®) 내복, 인터페론을 국소주사하는 경우도 있다.

⑦ 몇 개월 후에 자연히 없어지는 경우도 있다.

2 컨설테이션

① 소아의 경우는 자가접종으로 확대되거나 2차 감염을 일으키기 때문에 조기에 피부과 의사의 진료를 받는 것이 좋다.

② 성인에게 발병한 경우, 특히 얼굴에 갑자기 다발한 경우는 AIDS 합병증일 가능성이 높으므로 피부과 의사의 진료를 받도록 한다.

③ 수영장을 가지 말라고 할 필요는 없다. 단, 타올이나 기구(비트판 등)를 공용하지 않도록 하며 피부 접촉을 피하라고 설명한다Ⓒ.

POINT

수영장에서 감염되는 경우가 많으므로 소아의 경우 이러한 병변이 생기면 전염성 연속종을 고려한다.

Level 1

18 안 좋은 사마귀가 아닌지 걱정된다

검버섯(지루각화증) · 쥐젖(연성 섬유종)

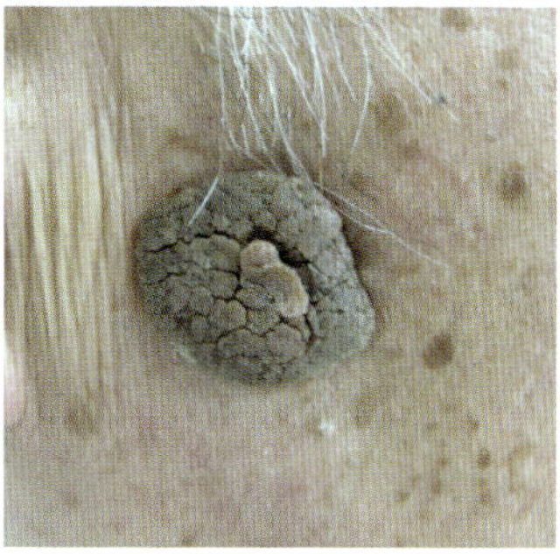

그림 A

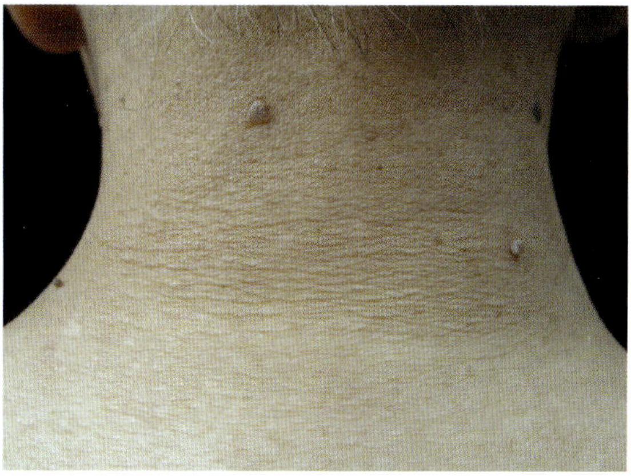

그림 B

현재 병력

80세 남성. 고혈압으로 외래 통원 중 정기 진료시 예전부터 오른쪽 귀 앞부분에 검은 사마귀 같은 것이 있었는데 안 좋은 것이 아닌지 걱정이 된다고 말했다. 진찰을 했더니 같은 부위에 지름 15 mm의 편평하고 일부는 사마귀 모양의 흑갈색 융기가 있었다.

또한 목과 목덜미 부분에도 잘게 튀어나온 것들이 많아서 이것도 걱정이 된다고 말했다. 진찰을 했더니 목과 목덜미에 쌀알 반톨 크기인 지름 2~3mm 정도의 돌기물이 있었다.

일반 임상의의 Approach

생각한 것

목과 목덜미의 돌기물(그림 B 참조)은 쥐젖(연성 섬유종)이라고 확신했다. 하지만 오른쪽 귀 앞부분의 융기(그림 A 참조)는 환자가 걱정하는 악성 종양은 아니라고 단정지어 말하기가 어려웠다.

행동한 것

연성 섬유종(쥐젖)에 대해서는 걱정하지 않아도 된다고 말했고 환자도 안심을 하는 듯했다. 오른쪽 귀 앞부분의 융기에 대해서는 앞으로 계속 통원을 할 환자이기에 크기 등의 경과를 지켜보자고 했다.

이것이 알고 싶다

오른쪽 귀 앞부분의 융기가 악성 흑색종이나 피부암 같은 종양일 가능성을 의심할 수 있는 임상소견에 대해 자세히 알고 싶다Ⓐ. 경과를 관찰하는 데 있어서 주의해야 할 사항이 있는지 알고 싶다Ⓑ.

피부과 의사의 Advice

진단 그림 A: 검버섯(지루각화증), 그림 B: 연성 섬유종

피부소견

〈그림 A〉

- 오른쪽 귀 앞부분에 유경성의 표면이 사마귀 같은 흑갈색 병변이 있다.
- 20대부터 나타나며 얼굴, 머리, 체간에 다발하는 구진으로, 직경은 1~2 cm 정도까지 있다.
- 손바닥과 발바닥에는 생기지 않는다. 피부면에 지점토를 붙여 놓은 것 같은 외관을 보인다.

〈그림 B〉

- 목과 목덜미에 피부색부터 갈색에 이르는 구진이 많이 나 있다.

〈공통〉

- 색조는 정상 피부색부터 흑갈색에 이르기까지 다양하다.
- 자연히 없어지지 않으며 노화와 함께 증가한다. 반드시 치료를 해야 하는 것은 아니다.
- 다른 종양과의 감별이 어려울 때에는 반드시 피부과 의사에게 진료를 받고 피부생검을 받도록 한다Ⓑ.
- 갑자기 크기가 커지거나 출혈이 있거나 병변이 부정형 또는 비대칭인 경우에는 악성도 고려한다Ⓐ.
- 속옷이 검게 물드는 증상이 있을 때에는 악성 흑색종이 의심되므로 감별이 필요하다Ⓐ.

감별

〈그림 A〉

- 기저세포암(basal cell carcinoma: BCC), 악성 흑색종, 피부부속기종양

〈그림 B〉 색소성 모반 등

감별 포인트

〈그림 A〉

- BCC도 얼굴에 많지만 기본적으로 단단한 흑갈색의 밀랍 모양의 광택성 소결절이며, 병변 변연부에 테두리처럼 배열되는 것이 특징이다.
- 기본적으로 표피가 비후되는 병리가 특징이기 때문에 하부조직과의 가동성 등을 참고로 한다.
- 지루각화증은 손톱으로 긁으면 떼어질 정도로 부드러운 것도 많다.

1 치료

① 절제, 액화질소, CO_2 레이저 등

2 컨설테이션

〈그림 A〉

① 진단만 확실히 내릴 수 있다면 액화질소에 의한 치료로 치유할 수 있다.

② 지루각화증이 급격히(몇 개월 이내) 다발하고 특히 가려움을 동반하는 경우는 Leser-Trélat 징후로 내장 악성종양이 있는지 의심하여 영상검사나 내시경 검사를 하도록 권한다Ⓑ.

〈공통〉

① 흔히 볼 수 있는 것이라고 설명한다.

② 피부과에서는 더모스코프로 특징적 소견을 파악하여 악성 종양과 감별할 수 있으므로 진단을 내리기 어려울 때는 피부과에 의뢰한다.

③ 점점 확대되는 경향을 보이거나 색조의 변화가 클 경우에는 절제 등을 하기 전에 피부과 의사의 진료를 받도록 한다.

POINT 경부에 나발하는 소형 유경성 구진은 쥐젖(연성 섬유종)인 경우가 많다. 검은색을 띠고 크기가 큰 것은 절제생검을 위해 반드시 피부과 의사의 진료를 받도록 한다.

Level 1

19 어린이의 손가락과 발에 굳은살이 생겼는데 점점 커졌다

심상성 사마귀(보통 사마귀)

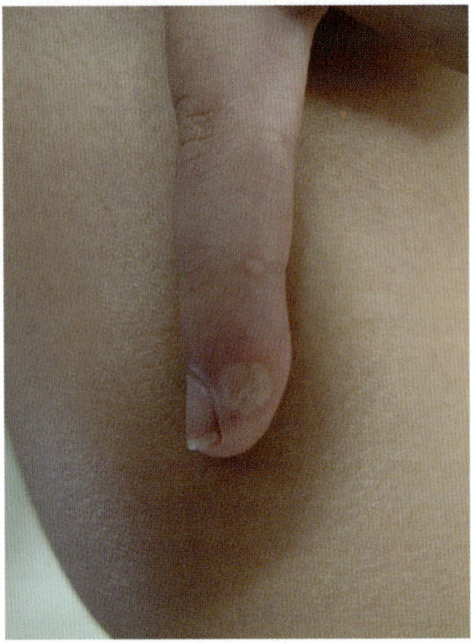

현재 병력

8세 남자 어린이. 평소 기관지 천식으로 통원치료를 받고 있다. 오른손 약지에 굳은살이 생겼는데 점점 커졌다고 아이의 어머니가 데려왔다. 가려움이나 통증은 없다.

일반 임상의의 Approach

생각한 것

오른손 넷째 손가락에 주위의 피부와 확연히 구분되는 1 cm 정도의 단단한 구진이 있었다. 문진시 특별히 만성적 또는 기계적으로 자극이 가해지는 일이 없었다고 하며 연령으로 봤을 때 심상성 사마귀로 판단했다.

행동한 것

우리 병원에는 액화질소가 없었기 때문에 피부과 진료를 받고 액화질소로 냉동치료를 하라고 권했다. 아이의 어머니는 처치에 대한 저항감이 있는 듯했으며 약으로는 나아지지 않냐고 물었다. 내복 치료의 한계를 설명하고 요쿠이닌 엑기스를 복용하면서 경과를 지켜보다가 개선되지 않으면 피부과에서 처치를 받으라고 했다.

이것이 알고 싶다

액화질소에 의한 냉동치료를 할 경우 치료 기간이 일반적으로 어느 정도 걸리는지 알고 싶다Ⓐ.

피부과 의사의 Advice

피부소견

- 오른손 넷째 손가락의 손톱 옆에 흰색을 띤 표면이 거친 구진이 있다. PIP(proximal interpharangeal joint) 관절 옆에도 흰색의 작은 구진이 있다.
- 호발부위는 손, 발, 무릎이다.
- 얼굴, 목, 체간은 융기성 증식 경향을 보이는데 발바닥(그림 참조)은 거의 융기되지 않고 표면이 거친 각화성 병변으로 나타나는 경우가 많다.
- 인유두종바이러스 감염에 의하며, 바이러스는 피부의 작은 외상에 의해 침투되어 감염된다.

감별 티눈, 굳은살, 유년형 편평사마귀, 지루각화증, 광선각화증, 각화극세포종

감별 포인트

- 바이러스성 사마귀 중에서 가장 많은 것이 심상성 사마귀이며 학령기에 많다.
- 가족내 발생을 보인다.
- 족저사마귀는 표면의 각질을 깎아내면 점상 출혈을 일으키는 점에서 굳은살이나 티눈과 감별할 수 있다.

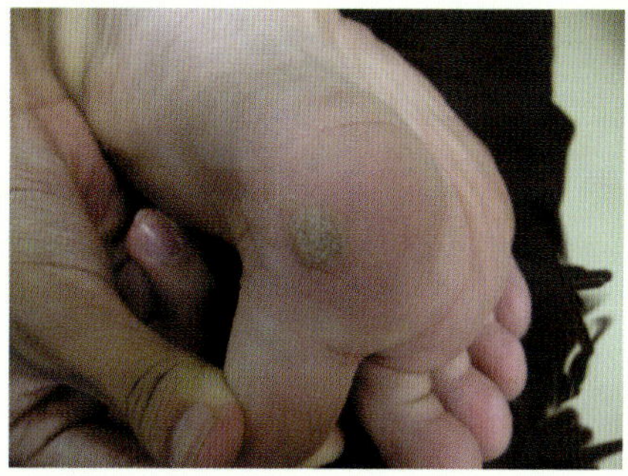

그림 족저 사마귀

1 치료

① 액화질소에 의한 냉동치료. 치료 기간은 개인에 따라 차이가 있는데 단발이고 5mm 정도의 크기까지는 주 1회 가료로 약 1개월 정도 걸린다고 할 수 있다. 규칙적으로 통원하면 조기에 치유될 수 있다Ⓐ.

② 전기소작

③ 레이저 치료

④ 글루타르알데히드 외용(1일 5회 도포)

⑤ 다발성 병변에 대해서는 요쿠이닌 엑기스 1일 3~6 g, 1일 3회 내복

⑥ 염산블레오마이신(브레오®) 국소주사(0.1% 블레오마이신 생리식염액을 병변 내에 주사: 2~3주에 1회).

⑦ 몇 개월 또는 몇 년 지나면 자연 치유되는 경우가 있지만 치료에 저항하여 재발을 반복하는 경우도 많다.

2 컨설테이션

① 다발예나 난치예일 경우는 피부과 의사에게 진료를 받도록 한다.

POINT 손에서 사마귀를 발견하면 발도 진찰한다.

Level 1

20 폭신하고 몽글몽글한 응어리

지방종

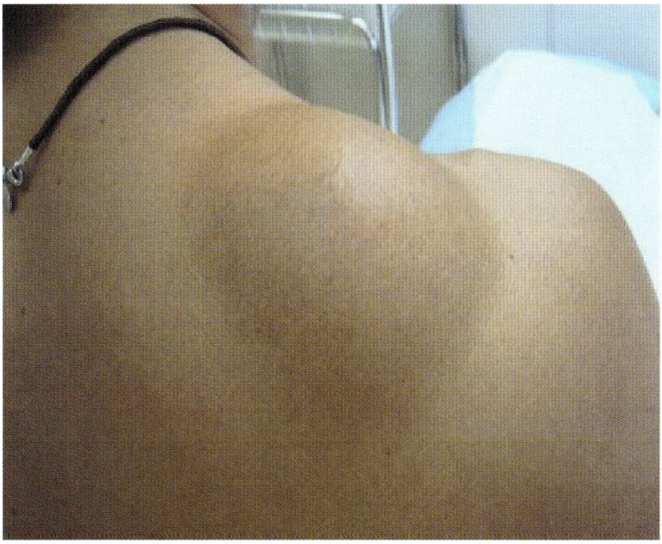

현재 병력

34세 남성. 전부터 오른쪽 어깨에 응어리가 있음을 자각했다. 전에 다니던 병원에서 진료를 받았는데 지방이 뭉친 것이라며 걱정하지 않아도 된다는 설명을 들었다. 하지만 그 후로 점점 커져서 암이 아닌가 걱정이 되어 내과 외래 진료를 받으러 왔다. 특별한 자각증상은 없다.

일반 임상의의 Approach

생각한 것

오른쪽 어깨에 유연하고 가동성이 풍부한 8 cm 크기의 종양이 만져졌다. 눌렀을 때 통증이 없고 별다른 증상도 없어 전에 다니던 병원에서 말한 것처럼 지방종일 가능성이 높다고 판단했다.

행동한 것

진단을 확정짓기 위해 전에 다니던 병원에서는 하지 않았던 CT 검사를 하기로 했다. CT 결과 오른쪽 어깨의 피하조직에 경계가 명료한 저흡수역(density는 지방과 동일)을 발견하여 지방종이라고 판단했다(그림 참조). 환자 본인은 크기도 너무 크고 보기에도 안 좋아서 신경이 쓰이므로 잘라내 버리고 싶다고 말했지만 외과적 처치의 적응증이 되는지 잘 알지 못했기 때문에 피부과 진료를 받으라고 권했다.

이것이 알고 싶다

외과적 처치는 어떤 경우에 하는지 알고 싶다 Ⓐ.

피부과 의사의 Advice

피부소견

- 표면은 피부색이며 피부와 유착되지 않고 하부조직으로부터 가동성이 양호한 피하종양.
- 피부색 피하종양은 지방종일 확률이 높으며, 간엽계 악성 종양과의 감별이 반드시 필요하다. 촉진으로 하부조직과의 관계, 피하지방이나 근육, 그리고 뼈와의 유착을 평가하여 급격히 증가 경향을 보이는 것은 영상진단을 받도록 권한다.
- 촉진에 의해 압통이나 자발통증이 있을 경우에는 주의한다. 소속 림프절의 종창이 없는지도 촉진한다.
- 영상진단으로 확실하게 근육과의 유착이 있는 경우나 갑자기 커지는 경우에는 정형외과 영역의 간엽계 악성종양일 가능성이 있음을 고려한다.
- 스크리닝에 초음파 검사가 유용하지만, 거대한 증례일 경우는 MRI가 좀더 신뢰도가 높다.
- 표피낭종과 감별을 요하는 증례도 많지만 지방종은 피부와의 유착이 약하다. 피부와의 유착이 있고, 볼록함[표피낭종의 피부와 낭종벽(cyst wall)의 결합부]이 확실한 것은 초음파검사 전에 표피낭종으로 진단할 수 있는 경우가 많다.
- CT에서는 지방과 같은 신호강도로 근육에 침윤하지 않았는지 확인하고, 국소마취로 할 수 있는지 아니면 전신마취를 하고 수술을 할 것인지 검토한다.

감별 혈관지방종, 표피낭종, 다발성 지방종, 지방육종, MFH(malignant fibrous histiocytoma : 악성 섬유성 조직구종), 전이성 피부암 등

감별 포인트

- 사지, 체간에 다발하며 촉진을 했을 때 압통이 있으면 혈관지방종인 경우가 많다. 우선 하나를 절제하여 진단확인을 한다.

1 치료

① 절제

② 외과적 처치는 본인의 희망과 경과가 빠르게 증식되는 경향을 보이는지의 여부로 판단한다Ⓐ.

③ 절제하면 무게가 줄어드는 증례도 있기 때문에 특별히 큰 것은 절제를 권한다.

④ 크기가 큰 것에는 초음파 검사나 CT(그림 참조), MRI 등의 영상 진단이 유용하다.

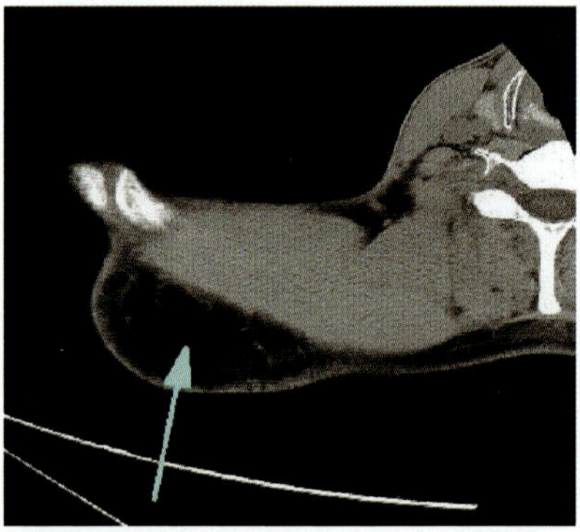

그림 지방종의 CT 영상

⑤ 근육과의 관계를 확실히 하고나서 수술에 임한다.

2 컨설테이션

① 장기간 존재하며 환자 본인이 절제하고 싶다는 요구가 약한 경우에는 정기적으로 영상진단을 하여 경과를 관찰하지만, 애매하다면 반드시 조기에 피부과 진료를 받도록 권한다.

POINT

크기가 갑자기 커지지 않는지, 하부조직과의 가동성이 있는지를 보고 영상검사를 검토한다. 크기가 큰 것은 반드시 피부과에 진료를 의뢰한다.

Level 1

21 발톱 옆이 아픈 것이 특징. 발톱을 깊게 깎지 않도록 한다

조갑감입증(내향성 손발톱)

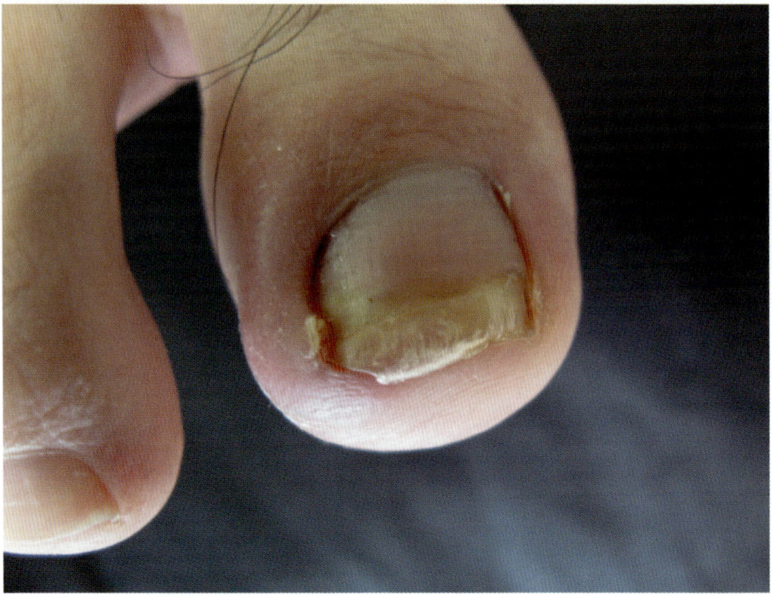

현재 병력

40세 여성. 며칠 전부터 오른쪽 엄지발가락이 아파서 병원에 왔다. 1~2주 전 발톱을 깎을 때 너무 깊게 깎아 그런 것일지도 모른다고 한다.

일반 임상의의 Approach

생각한 것

오른쪽 엄지발가락의 발톱 옆에 압통, 홍반 등의 염증 소견을 보였다. 열은 나지 않으며 염증이 국소로 한정되어 있었기 때문에 조갑주위염보다는 내향성 발톱 이라고 생각되었다.

행동한 것

육아 형성은 보이지 않았으며 발톱과 주위가 벌어지게 테이핑하는 방법을 설명했다. 3일 후 외래 진료시 증상이 개선되었으며, 당분간 테이핑을 더 하고 발톱을 너무 깊게 깎지 말라고 생활지도를 했다.

이것이 알고 싶다

항생제 처방Ⓐ과 형상기억합금, 초탄성와이어, 외과적 치료Ⓑ 등에 대해 자세히 알고 싶다.

피부과 의사의 Advice

피부소견

- 발톱 가장자리가 살을 파고 들어가 있으며 주위의 발적 · 종창도 볼 수 있다.
- 신발에 의한 압박이나 깊은 발톱깎기가 원인이 되며 특히 엄지발가락에 호발한다.
- 정도가 심하면 2차 감염을 일으켜 화농을 보이는 경우도 있다.
- 반응성 육아 형성을 동반하는 경우도 있다.

감별 조갑주위염(그림 참조)

감별 포인트

- 화농이 있을 경우에는 조갑주위염을 고려한다.

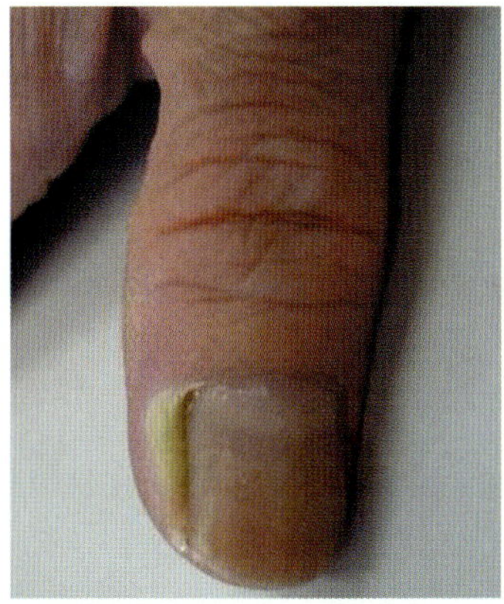

그림 조갑주위염

1 치료

① 증상이 가벼우면 발톱 깎기 지도, 신발 지도, 테이핑 지도만으로 치유되는 경우도 있다.

② 발톱 깎기 지도: 깊은 발톱 깎기는 발톱 주위의 피부로 파고 들어가 염증을 일으키므로 피해야 한다.

③ 신발 지도: 되도록 압박을 주지 않는 신발을 선택하도록 지도한다.

④ 테이핑 지도: 증상이 가벼울 경우 이 처치법 만으로도 낫는 경우가 있으므로 중요하다. 탄성과 신축성이 있는 천 테이프의 한쪽 끝을 발톱 옆 부분에 대고 비스듬하게 잡아당기면서 나선형으로 발가락을 감듯이 테이핑한다.

⑤ 항생제: 주위의 발적, 종창이 심한 경우나 화농이 있을 경우는 항생제 내복을 검토한다Ⓐ.

2 컨설테이션

① 위와 같은 방법으로 치료해서 낫지 않는 경우는 보존적 치료 또는 수술 치료로 처치를 할 필요가 있으므로 피부과 의사에게 진료를 받도록 한다.

② 형상기억합금치료, 초탄성와이어치료는 발톱의 모양을 바꿀 수 있는 비관혈적 치료법이다. 관혈적 치료법으로는 조갑기질, 조갑상을 절제하는 것이 아닌 부식시키는 페놀법이 있다Ⓑ.

POINT 증상이 가벼우면 발톱 깎기 지도, 신발 지도, 테이핑 지도만으로도 치유된다.

Level 1

22 노출부에 많이 생긴 피부발진

곤충교상(곤충물림)

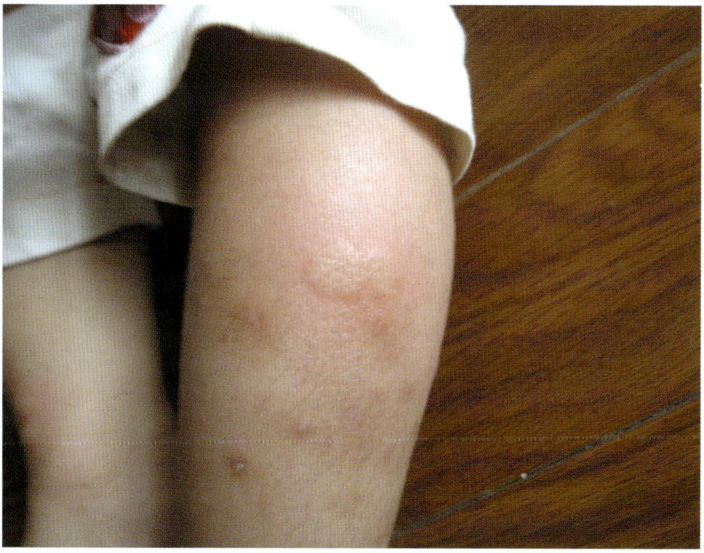

현재 병력

4세 남자 어린이. 어제 공원에 놀러 갔었는데 그 후로 가려움을 동반한 피부발진이 생겨 병원에 왔다. 크기와 수는 어제와 변화가 없다. 증상이 지속되어 진료를 받으러 왔다.

일반 임상의의 Approach

생각한 것

밖에서 놀았다는 점과 옷으로 가려지는 부분에는 병변이 없는 점으로 미루어 보아 외부로부터의 자극에 의한 피부발진이라고 생각했다.

행동한 것

가려움에 대해서는 타올로 얼음을 싸서 가려운 부분을 시원하게 해주도록 하고, 따뜻한 물로 목욕을 하면 가려움이 더 심해질 수 있으므로 너무 따뜻하게 하지 않도록 하며, 긁으면 2차 감염을 일으킬 수 있다는 것도 설명했다. 병변에 대해서 히드로코르티손 낙산에스테르(로코이드®)를 사용했다.

이것이 알고 싶다

시판약을 사용하고 있는 경우도 많은데 접촉피부염인지 아닌지는 어떻게 판단해야 하는지 알고 싶다Ⓐ. 모기 알레르기에 대한 대응은 어떻게 해야 하는지 알고 싶다Ⓑ. 소아와 성인의 대응 차이에 대해 알고 싶다Ⓒ.

피부과 의사의 Advice

피부소견

- 하지 주위에 홍반을 동반한 팽진이 보인다. 심한 가려움을 동반하며 주위에는 전에도 물린 듯한 염증 후 과색소침착과 단단한 구진이 있다.
- 모기에 의한 곤충교상일 확률이 높으며, 여름철에 노출부인 사지와 안면에 심한 가려움을 동반한 발적 · 종창 나타난다.
- 모기의 타액 내 물질(펩티드)에 대한 알레르기 반응으로 볼 수 있다.
- 어린이의 경우 가렵다고 긁어서 염증이 심해지면 2차 감염을 일으켜 동통을 호소하며 고름이 배출되는 경우도 있다.
- 황색포도구균 감염에 의해 전염성 농가진으로 진전되면 수포 · 미란이 생기며 긁음으로써 전신으로 확대된다.
- 모기물림 알레르기(hypersensitivity to mosquito bites: HMB)는 최근 주목되고 있는 질환으로 모기에 물려 발적 · 팽진이 나타나고 몇 시간 후 수포를 형성하며 궤양화되어 반흔을 남긴다. 이를 반복하면서 발열, 림프절 종창, 좀더 심할 경우는 간 기능 장애까지 야기하는 경우가 있으며, 만성 EB(Epstein-Barr) 바이러스 감염증이나 백혈병, 림프종 등을 합병한다. 원인으로는 EB 바이러스가 관여하는 것으로 보고 있다.
- 모기에 물린 후 수포와 궤양 형성, 발열을 보이는 병력이 있을 때에는 EB 바이러스 항체와 혈액 내의 EB 바이러스 DNA를 검사할 필요가 있다Ⓑ.
- 소아의 경우는 야외활동을 반복함으로써 곤충에 자주 물리게 되고 2차 감염으로 전염성 농가진을 일으키는 경우가 많으므로 주의할 필요가 있다Ⓒ.

감별 두드러기, 전염성 농가진, 접촉피부염

감별 포인트

- 시판 외용약에 의한 접촉피부염은 물리지 않은 곳에도 외용하여 경계가 명료한 습진 반응이 나타난다Ⓐ.

1 치료

① 모기에 물리지 않도록 하는 예방이 중요하다.

② 2차 감염 예방을 위해 손을 잘 씻고 손톱을 짧게 깎아 청결히 한다.

③ 항알레르기제 내복, 스테로이드 외용

④ 2차 감염이 의심될 경우는 항생제를 투여하기 전에 삼출물로 세균배양을 해두는 것이 바람직하다.

⑤ 케토티펜푸마르산염(자디텐® 시럽) 0.6mL/kg, 1일 2회, 및 베타메타손 낙산에스테르 프로피온산에스테르(안테베이트® 연고, 5g) 1일 2회 외용(하퇴)

2 컨설테이션

① 병력을 통해 곤충교상이 의심되더라도 수포를 형성하고 있을 때에는 2차 감염이나 모기물림 알레르기일 가능성을 고려하여 피부과 의사에게 진료를 받도록 한다.

POINT 어린이의 곤충교상은 전염성 농가진으로 진행될 수 있으므로 주의한다.

Level 1

23 여름철 몸의 피부색이 군데군데 갈색으로 변했다

전풍(어루러기)

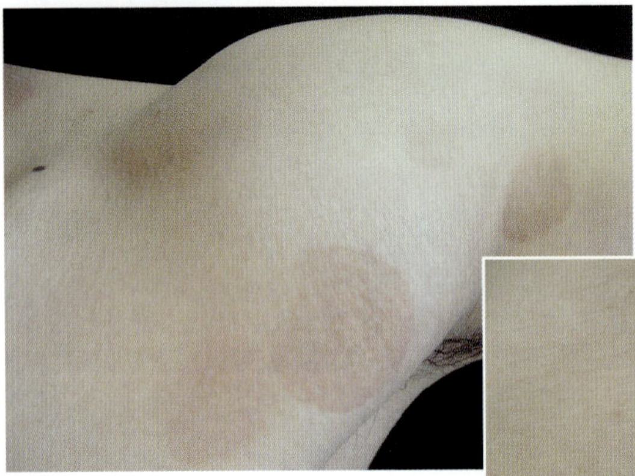

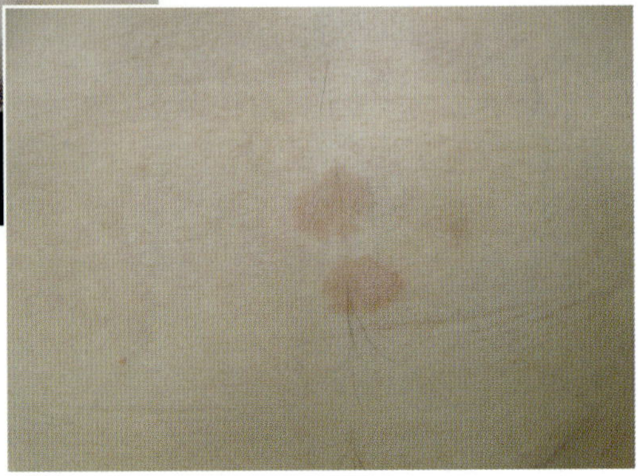

현재 병력

28세 남성. 여름이 되자 몸의 피부색이 부분적으로 갈색으로 변했다고 진료를 받으러 왔다. 이 환자는 간이 나쁘면 피부가 갈색으로 변한다는 말을 들은 적이 있어 혹시 간에 병이 있는 게 아닌지 걱정이 되어 내과 진료를 받으러 왔다고 말했다.

일반 임상의의 Approach

생각한 것

옷을 벗게 하고 진찰을 한 결과 팔과 체간에 옅은 갈색 점이 곳곳에 있었다. 가려움은 없었다. 연령이나 계절을 고려했을 때 전풍이라고 의심되었다.

행동한 것

인설을 채취하여 KOH 검사를 했더니 진균으로 의심되는 균사 같은 것이 확인되어 전풍이라고 판단하고 케토코나졸(니조랄® 크림) 외용을 시작했다.

이것이 알고 싶다

재발을 예방하려면 어떻게 해야 하는지 알고 싶다Ⓐ. 탈색소가 오는지 알고 싶다Ⓑ.

피부과 의사의 Advice

피부소견

- 체간과 팔에 둥근 형태이고 가려움은 없는 비교적 경계가 명료한 색소반이 산재해 있다. 병소를 긁으면 가늘고 부드러운 인설을 얻을 수 있다.
- 피부의 상재 미생물인 말라쎄지아 이상 증식에 의해 발생한다. 상재 미생물이 원인이기 때문에 감염성은 없다.
- KOH 검사에서는 끈끈해 보이고 그리 길지 않은 균사와 지름이 같은 원형 포자(그림 1의 화살표 참조)가 모두 발견된다(spaghetti & meatball sign).
- 전형적인 예로는 등 가운데를 중심으로 색소반이 나타난다(그림 2 참조). 피부색보다 짙은 색소반이 나타나는 경우가 많지만, 반대로 피부색보다 옅은 탈색소반으로 나타나는 경우도 있다.

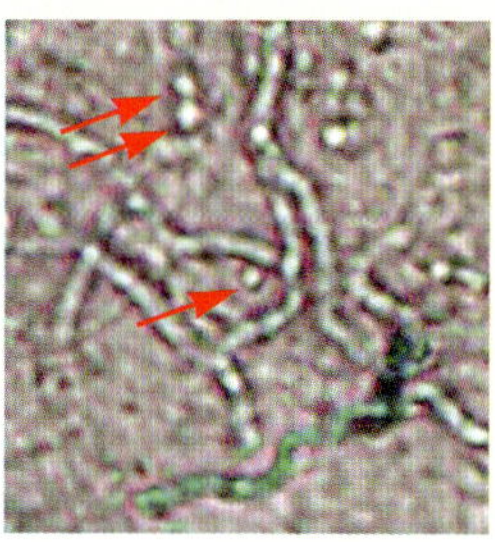

그림 1 KOH법에 의한 현미경검사

감별 염증 후 과색소침착, 심상성 백반증

감별 포인트

- 어루러기는 여름에 심해지는데 염증 후 과색소침착 · 심상성 백반증은 계절에 상관없이 나타난다. 또한 전자의 경우는 병소를 긁으면 인설을 얻을 수 있지만, 후자의 경우는 인설을 거의 얻을 수 없다.

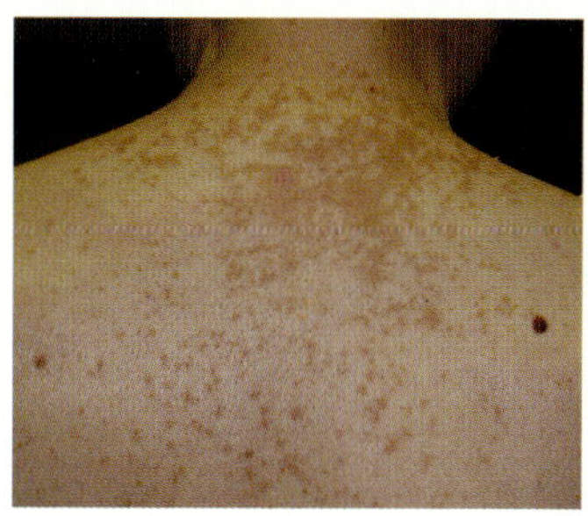

그림 2 어루러기의 전형적인 모습

1 치료

① 케토코나졸(니조랄® 크림, 30 g/개) 1일 2회 도포

② 중증이거나 난치성인 경우: 이트라코나졸(이토리졸® 캅셀, 50 mg/캅셀) 2캅셀/일, 1일 1회(아침)을 병용.

2 컨설테이션

① 항진균 외용제를 사용하며 감염성은 없다는 것을 환자에게 설명할 필요가 있다(약국에서 무좀약이라고 설명해서 감염성이 있는 것으로 오해하는 경우가 많기 때문에).

② 치유 후 일시적으로 색소탈락이나 색소소실을 일으키는 경우가 있으나, 대부분의 경

우 몇 주 정도 지나면 정상 피부색으로 돌아온다. 하지만 가끔 장기간 탈색반이 지속되는 경우도 있다Ⓑ.

③ 일단 치유되어도 여름 같은 고온다습한 시기가 되면 종종 재발한다. 특별히 좋다고 할 만한 예방법은 없으며, 재발될 때마다 치료하는 것이 일반적이나 항진균제를 지속적으로 내복하면 재발 억제 효과가 있다Ⓐ.

POINT 체간에 색소반이 생긴다면 병소를 긁어서 인설을 얻을 수 있는지를 체크한다. 얻을 수 있는 경우는 현미경검사로 spaghetti & meatball sign을 확인한다.

Level 2

01 데인 후 물집이 생기더니 피부가 벗겨졌다

화상

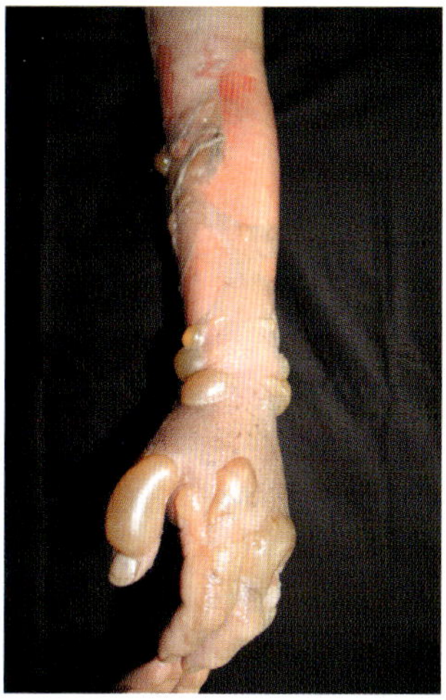

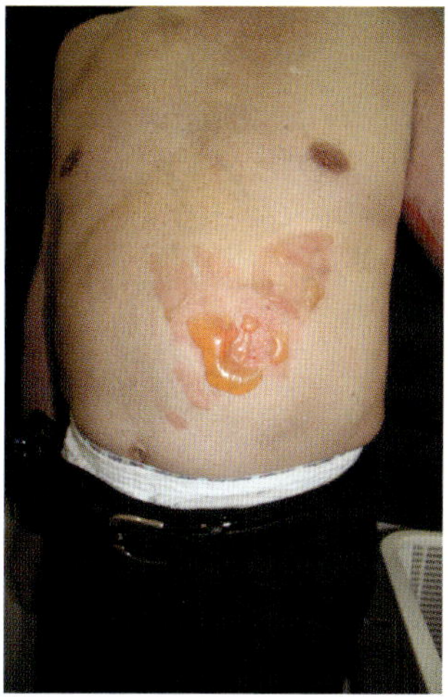

현재 병력

57세 남성. 세탁소를 운영하고 있으며 오늘 아침 실수로 고온의 풀을 왼쪽 팔에 쏟는 바람에 화상을 입었다. 즉시 찬 물로 식혔지만 풀이 달라붙어 있던 곳은 빨갛게 되고 얼얼하게 아팠다. 몇 시간 지나자 화상 부위에 물집이 생기더니 피부 일부가 벗겨졌다.

일반 임상의의 Approach

생각한 것

풀이 붙어 있던 부위에 수포와 광범위한 미란이 있다. 미란의 면은 대부분 핑크색이지만 일부는 흰색을 띠고 있어 심재성 2도 화상 이상의 깊은 화상일 가능성이 있었다. 국소의 통각 유무를 조사했다.

행동한 것

일부 피부가 괴사되어 치유되기까지 오랜 시간이 걸릴 수 있음을 설명하고, 피부과의사에게 소개했다. 만일 환부의 지각이 정상이라면 폴리우레탄폼(하이드로사이트®)으로 환부를 보호하고 매일 주의 깊게 관찰하기로 했다.

이것이 알고 싶다

수포 처치를 어떻게 해야 하는지 알고 싶다 Ⓐ. 보호막이 되므로 그대로 두는 것이 좋다는 의견과, 감염원이 되기 때문에 제거하는 것이 좋다는 상반된 의견을 들은 적이 있다.

피부과 의사의 Advice

피부소견

- 발적, 수포, 미란이 모두 있다.

〈심도 분류〉

- 1도 화상(epidermal burn): 발적만
- 표재성 2도 화상(superficial dermal burn: SDB): 발적, 부종, 수포, 미란, 동통이 심하고 반흔을 남기지 않으며 치유된다.
- 심재성 2도 화상(deep dermal burn: DDB) : 발적, 수포, 괴사, 궤양, 통각둔마를 보이며 반흔을 남긴다.
- 3도 화상(deep burn): 괴사, 궤양, 탄화

〈중증도(Artz의 기준: %는 수상면적)〉

- 경도 화상: 2도 화상<15%, 3도 화상<2%
- 중증도 화상: 2도 화상 15~30%, 3도 화상 <10%(단 얼굴 · 손 · 발 제외).
- 중증 화상: 2도 화상≥30%, 얼굴, 손발의 3도 화상, 3도 화상≥10%, 기도 화상이 의심되는 경우, 연부조직 손상과 골절을 동반한 경우

감별 접촉피부염

감별 포인트

- 접촉피부염은 심한 가려움을 동반하는 경우가 많다.

1 치료

① 화상을 입은 직후에는 흐르는 물로 냉각을 한다.

② 1도 화상의 경우 동통이 있으면 스테로이드 연고를 도포한다.

③ 2도 화상의 경우 종래에는 수포개가 환부 보호 효과를 갖기 때문에 이를 제거하지 않았다. 의인성의 상피 손상을 방지할 수 있다는 이유에서 큰 수포는 내용액을 천자하여 제거하고 수포개는 보존하여 바시트라신 프라지오마이신 황산염 배합 연고(바라마이신® 연고)를 바른 멸균 거즈를 붙이고, 미란 면에는 프라지오마이신 황산염(소프라틀®)을 병용하는 등의 환부 관리가 일반적이었다. 하지만 현재는 감염 가능성이 낮다면 하이드로파이버(아쿠아셀®), 폴리우레탄폼(하이드로사이트®) 같은 드레싱제를 수포개 대신에 사용하여 환부를 보호하고, 드레싱제가 갖는 습윤환경 유지 효과에 의해 환부의 치유를 적극적으로 꾀한다Ⓐ는 의견이 주류를 이루고 있다.

④ 2차 감염을 동반한 경우는 항생제 내복·주사를 한다.

⑤ 3도 화상의 경우, 설파디아진은(게벤® 크림) 등을 외용하고 가급적 조기에 변연절제술(debridement)을 한다. 이후 보존적으로 상피화시킬 것인지 피부이식을 할 것인지를 부위와 범위를 보고 결정한다.

2 컨설테이션

① 중등도 이상의 화상은 전신 관리를 요하기 때문에 입원 치료를 하게 된다. 광범위한 화상일 경우는 Baxter법 등을 이용해 치료를 한다.

POINT 급성기에는 냉각과 소염을, 중등도 이상일 경우에는 입원 치료를 한다.

Level 2

02 겨울이 되면 빨갛게 되고 가려운 손가락

동창

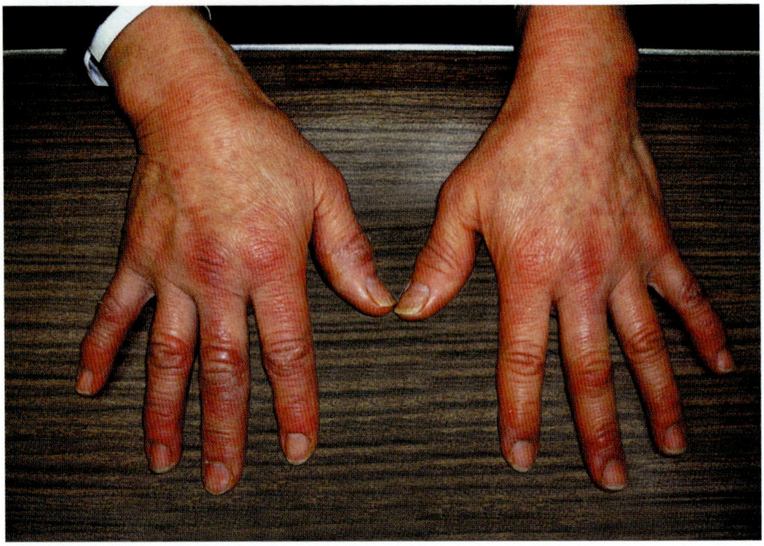

현재 병력

58세 여성. 매년 겨울이 되면 손가락이 빨갛게 된다며 진료를 받으러 왔다. 따뜻하게 하면 가렵다고 한다.

일반 임상의의 Approach

생각한 것

양손의 손가락이 빨갛고 응어리진 것처럼 보인다. 체간에는 병변이 없다. 한랭 자극이 원인이지만 두드러기처럼 단시간에 사라지지 않는다. 접촉에 의한 원인도 없는 것 같다고 한다. 손가락 전체가 빨갛게 붓는 동상과는 느낌이 다르지만 병력으로 볼 때 동창이라고 판단되었다.

행동한 것

빨간 부분에 플루오시노론 아세토니드(플루코트® 연고)를 사용하고 나아졌다. 예방을 위해서는 외출시 장갑을 착용하고 손이 젖으면 바로 말리며, 헤파린유사물질(힐도이드 소프트®)로 마사지하라고 지도했다.

이것이 알고 싶다

동창의 유형(병형)Ⓐ과 일상생활에서의 주의 · 지도사항Ⓑ에 대해 알고 싶다.

피부과 의사의 Advice

피부소견

- 동창은 겨울에 추위에 노출되어 생기는 질환이다. 최저기온이 낮은 시기(10 ℃ 이하)가 계속될 경우 또는 하루 중의 기온 변화가 큰 경우, 겨울이 시작되거나 끝날 무렵에 발생하기 쉽다. 한랭과 습윤으로 증상이 악화된다.
- 남녀비를 보면 여성에게서 많지만 남성에게서도 발생한다. 호발 연령은 학령기이지만 모든 연령(고령자까지)에서 생긴다.
- 호발 부위는 손가락, 발가락, 귓불, 코끝 등의 말초 부위이며 순환 장애가 생기기 쉬운 부위에 호발한다. 또한 볼에도 생긴다.
- 발병 원인은 개인의 체질, 소인에 기인하는 경우가 많으며, 말초 모세혈관의 수축과 확장 조절 기능이 약해져서 추위에 노출되면 국소의 순환 부전에 의해 발병한다. 여기에 습윤 상태까지 겹치면 증상이 악화되기 쉽다.
- 동창의 병변은 울혈성 부종이 주체인(어두운 자홍색을 띰) 것(T형)과 경도에서 중등도의 침윤을 동반한 부종성 홍반(M형)Ⓐ의 2종류로 분류된다. T형과 M형이 혼재된 경우도 있다.
- 증상은 가려움을 호소하는 경우가 많으며, 증상이 악화되면 가려움이 더 심해져 동통을 호소하는 증례도 있다. 더 악화되면 일부 병변에서 미란, 얕은 피부궤양 등도 발생한다.

감별 1. 다형 홍반 2. 결절성 홍반 3. 혈관염 4. 곤충교상

감별 포인트

- 1 및 2: 발열, 관절 증상 등의 전신 증상 체크와 함께 약진의 부정
- 3: 동통의 유무와 교원병 체크
- 4: 호발시기(겨울인가 여름인가)를 고려한다.

1 치료

① 가장 중요한 것은 추위에 노출되는 것을 피하는 것이다. 겨울이 되기 전이라도 11월경부터 추위를 자각하면 장갑이나 귀마개 등을 조기에 사용하도록 지도하고 보온에 신경을 쓴다Ⓑ.

② 밥을 짓거나 세탁을 할 때에는 고무장갑 등으로 환부를 보호하도록 지도하고, 찬물에 젖은 상태로 환부를 방치하지 않도록 일상생활과 관련된 지도를 한다Ⓑ.

③ 증상이 가벼운 경우에는 비타민 E 연고[토코페롤 초산에스테르 제제(유베라® 연고)]나 헤파린유사물질 함유 연고(힐도이드 소프트® 연고)를 바른다(1일 여러 회). 또한 가벼운 마사지(순환 개선을 위해)도 지도한다.

④ 가려움이나 부종이 심할 경우에는 스테로이드 함유 연고[베타메타손 길초산 에스테르(린데론 V® 연고)]를 상기 연고에 추가하여 외용한다.

⑤ 피부의 미란, 궤양에는 항생제 함유 연고[겐타마이신 황산염(겐타신® 연고: 2차 감염 예방)]를 바르거나 미란, 피부궤양용 외용약을 추가한다. 이때 스테로이드 함유 연고의 미란, 궤양 부위에 대한 직접 도포는 피하도록 한다.

⑥ 증상에 따라 비타민 E[토코페롤 초산에스테르 제제(유베라®)] 내복을 추가 투여하기도 한다.

2 컨설테이션

① 동창은 한랭지가 아니어도 발생하는 질환이며 손가락과 발가락 등에 부종성 홍반을 보인다. 특히 교원병과의 감별이 필요한 경우는 피부과 의사의 진료를 받도록 한다.

POINT 손가락, 발가락, 귀에 손톱 크기 정도의 부종성 홍반이 있으면 동창도 고려한다.

Level 2

03 젊은 여성의 손에 작은 피부발진이 다발한 경우

다형 홍반

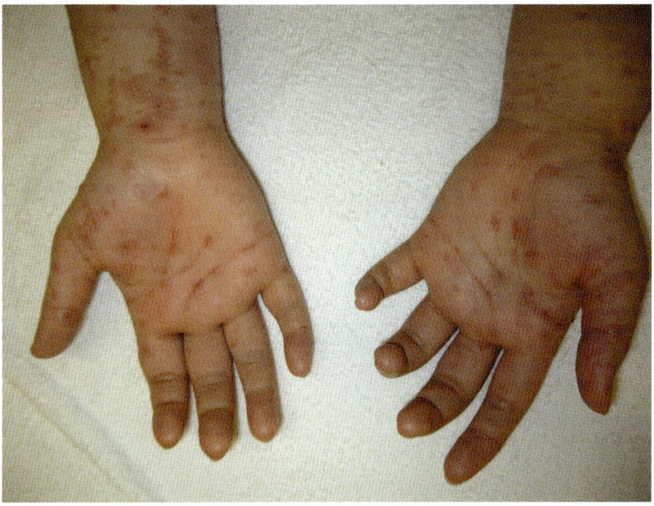

현재 병력

34세 여성. 평소 기관지 천식으로 통원치료를 받고 있다. 양손에 피부발진이 생겨 진료를 받으러 왔다. 가려움은 심하지 않았다. 최근에 감기 증상은 없었으며, 새로 복용을 시작한 약도 없다. 전에도 같은 계절(봄)에 이런 발진이 손에 난 적이 있어 피부과에 갔더니 다형 홍반(?)이라는 말을 들은 적이 있으며 바르는 약(상세한 내용은 모름)을 바르고 나아진 적이 있어서 바르는 약을 받기 위해 왔다고 한다.

일반 임상의의 Approach

생각한 것

양손의 손바닥에 약간의 가려움을 동반한 5 mm~수 cm의 홍반이 많이 나 있다. 부위로 봐서 접촉피부염이나 한포진일 가능성도 있었지만 발진의 모양 등으로 봐서는 아닌 듯했다. 전에도 같은 시기에 손등에 발진이 생겨 다형 홍반(?)이라는 말을 들은 적이 있다고 한 점에서 다형 홍반일 가능성이 높다고 생각했지만 확신이 서지는 않았다.

행동한 것

진단을 내리기에 자신이 없었지만 다형 홍반이라고 해도 감염증이나 약물이 원인이 되지는 않았을 것이라고 판단되었다. 스테로이드 연고[디플루코르톨론 길초산 에스테르(네리조나® 연고)]를 외용한 후 경과를 지켜보기로 했다.

이것이 알고 싶다

확실한 진단을 내릴 수 있는 포인트가 무엇인지 알고 싶다Ⓐ. 피부과 의사에게 진료를 받기 전에 혈액검사를 해야 하는지 알고 싶다Ⓑ.

피부과 의사의 Advice

피부소견
- 양손의 손바닥 · 손등 · 팔에 가려움을 동반한 부종성 홍반이 많이 나 있다.
- 감염(용혈성 연쇄구균의 병소 감염, 단순 헤르페스 바이러스, 마이코플라즈마 등), 약물 등 여러 가지 원인에 의해 생기지만 원인을 알 수 없는 경우가 많다.
- 성인에게 발병했을 경우 병변이 중증화되어 생명 예후에 영향을 미치는 것은 약물에 기인한 증례이다.
- 다형 홍반은 검사에서 특별한 이상을 보이지는 않지만, 감염증이 의심될 경우 일반적인 혈액 · 소변 검사와 함께 원인을 검사하기 위해 ASO(anti-streptolysin-O antibody, 항스트렙토리신-O 항체), 단순 헤르페스 바이러스 항체가, 마이코플라즈마 항체가를 측정한다Ⓑ.

감별 습진, 두드러기, Stevens-Johnson 증후군(SJS) 등

감별 포인트
- 일반적으로 사지 신측부에 좌우대칭성으로 다발성의 원형 내지 원형에 가까운 부종성 홍반을 보인다Ⓐ.
- 전형적인 예로는 홍반 가운데에 홍반이 생기는 표적 병변(target lesion)을 보이며, 새로 난 것과 오래된 것이 혼재되어 있다. 두드러기는 몇 시간 지나면 흔적을 남기지 않고 사라지는 것에 반해 다형 홍반병변은 색소 침착을 남기며 치유된다Ⓐ.
- 중증화되어 SJS로 이행되는 경우가 있다.
- 임상 증상만으로 진단을 내리기 어려운 경우에는 피부생검이 유용하다. 표피의 괴사가 확인되는 점이 일반 습진과 다르다. SJS는 표피 괴사가 나타날 확률이 높다.

1 치료

① 중증도에 따른 대증요법을 한다.

② 경증~중등도 증례: 스테로이드 외용[체간·사지: 베타메타손 낙산 에스테르 프로피온산 에스테르(안티베이트®) 1일 2회, 얼굴: 클로베타손 낙산 에스테르(킨더베이트®), 1일 2회], 항히스타민제 내복[올로파타딘염산염(알레록®, 5 mg/정), 2정/일, 1일 2회].

③ 중증: 스테로이드 외용과 함께 초기에 0.5~1 mg/kg/일의 프레드니솔론(프레도닌®)을 투여하고 1~4주에 걸쳐 양을 점점 줄여나간다.

④ 원인이 확실해지면 그에 대응한 치료를 하지만, 불분명한 경우가 많아 습진에 준한 대증요법을 한다.

⑤ 합병된 감염증이 있으면 치료한다.

⑥ 약진이 의심될 경우에는 의심스러운 약물을 되도록 중지한다.

2 컨설테이션

① 점막 증상이 있을 경우에는 SJS로 이행되는 등 중증화가 의심되는 신호이므로 즉시 피부과 의사의 진료를 받도록 한다.

② 스테로이드를 외용하면 원래 병변의 상태를 알 수 없게 되기 때문에 되도록 스테로이드 외용을 시작하기 전에 피부과 의사에게 진료를 받도록 한다.

POINT 점막병변의 유무가 앞으로의 예후에 중요하다. 안구 결막, 구강 내, 음부의 관찰이 필수이다.

Level 2

04 양쪽 다리에 통증을 동반한 피부발진이 많이 생겼다

결절성 홍반(결절홍반)

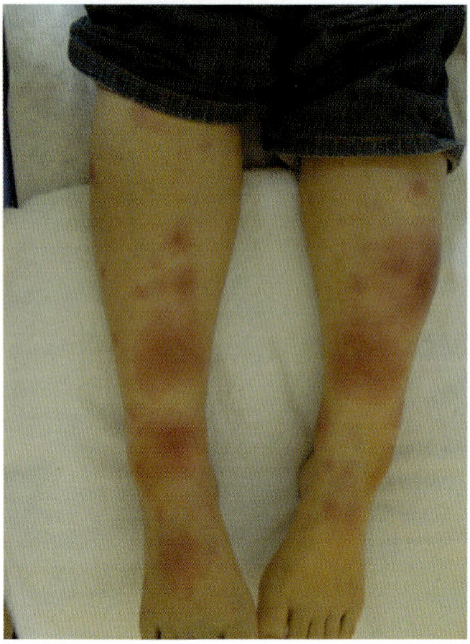

현재 병력

25세 여성. 5일 전부터 양쪽 다리에 통증을 동반한 피부발진이 생겨 진료를 받으러 왔다. 발진이 나타나기 약 1주일 전부터 상기도 증상이 있었으나 곧 나았다.

일반 임상의의 Approach

생각한 것

양쪽 다리 신측에 담홍색 홍반이 많이 나 있다. 크기는 지름 1~7 cm로 다양했다. 압통이 있다. 피부 소견이나 그 전에 감기 증상이 나타난 것으로 보아 결절성 홍반이 의심되었다. 문진에서 궤양성 대장염, 사르코이드증, 베체트병 같은 연관질환이 없는지를 확인하려고 했다.

행동한 것

소화기 증상이나 기침 · 눈 증상이 없고 구강 내 궤양이나 음부 궤양도 없다. 원인질환이라고 할 만한 특별히 의심되는 질환이 없었기 때문에 환자에게 앞으로 어떤 증상이든 나타나면 더 상세한 검사를 받으러 오라고 설명하고, NSAIDs 내복을 시작하면서 경과를 지켜보기로 했다.

이것이 알고 싶다

이 시점에서 원인질환이 있는지를 어디까지 검사해야 하는지 알고 싶다Ⓐ.

피부과 의사의 Advice

피부소견

- 정강이 부분을 중심으로 좌우대칭성의 경계가 불분명한 융합 경향을 보이는 담홍색 홍반이 있다.
- 병변은 피부보다 약간 부풀어 오른 듯한 경결을 동반한 홍반이며 열감이 있다. 압통 및 자발통증을 동반하지만 궤양은 형성되지 않았다.
- 세균, 진균, 바이러스에 의한 감염 알레르기가 널리 알려져 있으며, 용혈성 연쇄구균에 의한 상기도 감염이나 장관 감염증 등에 이어서 발병하는 경우가 많다. 이들 감염증에 의한 것은 급성으로 경과하여 몇주 정도 지나면 치유되기 때문에 급성형이라 부른다. 또한 베체트병이나 궤양성 대장염, 크론병, 사르코이드증, 백혈병 같은 질환에도 합병되는 경우가 많다. 하지만 원인질환을 알 수 없는 특발성인 것도 많다. 기초질환이 있는 경우나 특발성인 경우는 재발을 반복하기 쉽다.

감별 봉와직염, 경결성 홍반, Weber-Christian병, 심재성 홍반루푸스 등

감별 포인트

- 양측 정강이를 중심으로 수 cm 크기의 경계가 불분명한 경결을 동반한 홍반이 많이나 있기 때문에 임상적으로 봉와직염과 감별할 수 있다.
- 경결성 홍반은 압통을 동반하지 않는 경우가 많아 감별할 수 있다.
- 확실한 진단을 내리기 위해서는 피부생검을 한다.

1 치료

① 안정을 취하고 하지를 거상하여 냉각한다. 대부분의 경우는 자연히 낫는 염증성 질환이며, 대증요법 및 원인에 따른 치료를 한다. 염증 증상이 심할 경우에는 NSAIDs나 요오드화칼륨, 스테로이드 내복을 한다. 요오드화칼륨은 갑상선 억제에 주의한다. 기초질환이 있는 경우는 이를 치료한다. 세균 감염이 증명되면 항생제를 투여한다.

② 처방예

- 설타미실린 토실산염 수화물(유나신®, 375 mg/정) 3정/일, 1일 3회
- 록소프로펜나트륨 수화물(록소닌®, 60 mg/정) 3정/일, 1일 3회
- 요오드화칼륨(요오드화칼륨®, 50 mg/정) 12정/일, 1일 3회

2 컨설테이션

① 이 증례는 감기 증상이 먼저 있었던 것이 분명하기 때문에 몇주 정도 치료하고 문진에서 기초질환의 존재가 의심되지 않으면 경과를 지켜봐도 된다. 향후 재발을 반복할

경우 기초질환이 있는지 좀더 자세히 조사해야 할 것이다Ⓐ. 또한 임상증상이 유사한 질환도 다수 있으므로 증상에 따라 피부생검을 요한다.

POINT

압통을 동반한 특징적인 임상증상이나 병리조직학적 소견, 감염증의 선행 등으로 종합적으로 판단한다. 여러 가지 질환의 증상으로 나타나는 경우가 있다.

Level 2

05 당뇨병 환자의 발이 변색!

당뇨병성 괴저

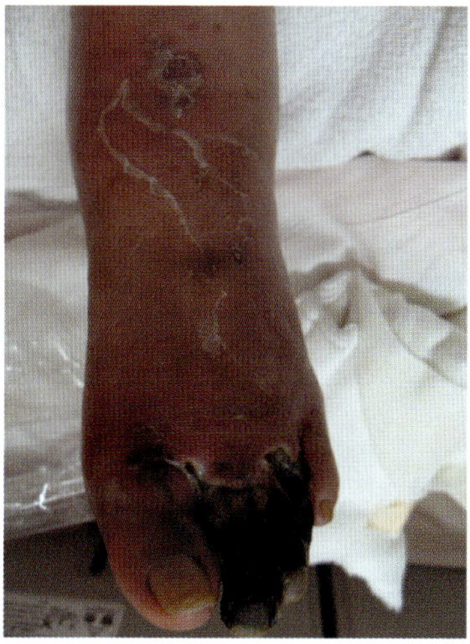

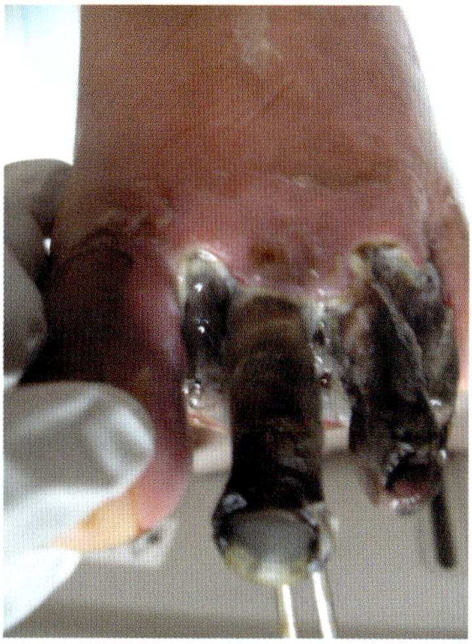

현재 병력

67세 여성. 혼자 살고 있다. 당뇨병이지만 치료를 받고 있지 않다. 며칠 전부터 발에 통증이 있었다. 걷기도 어려워져 이웃이 그냥 지켜보고만 있을 수 없어 구급 요청을 했다.

일반 임상의의 Approach

▎생각한 것

병원에 왔을 때 왼쪽 발의 둘째, 셋째, 넷째 발가락이 암자색으로 변색되어 있었다. 발적 · 열감 · 종창은 없으며 감염 징후가 없다고 판단하여 허혈 요소가 크다고 생각했다.

▎행동한 것

하지 MRA를 찍어 폐쇄동맥경화증(arteriosclerosis obliterans: ASO)에 관해 평가를 하고 외과적 치료 적응증이 되는지 혈관외과에 진료를 의뢰했는데 미세혈관 장애로 적응증이 되지 않았다. 알프로스타딜(리풀®) 10 ㎍/일을 주사하면서 경과를 지켜보았지만 개선되지 않았으며 흑색으로 변했다. 괴사 부위가 광범위했기 때문에 우리 힘으로 변연절제술(debridement)을 하기가 불안해 변연절제술과 발가락 절단 수술 여부에 대한 판단을 받기 위해 정형외과에 진료 의뢰를 하기로 했다.

▎이것이 알고 싶다

괴저와 ASO의 차이 · 감별에 관한 포인트가 무엇인지 알고 싶다Ⓐ. 괴저의 조기 발견 포인트 · 지도사항에 대해 알고 싶다Ⓑ.

피부과 의사의 Advice

피부소견

- 왼쪽 발의 둘째, 셋째, 넷째 발가락의 흑색 괴저. 발가락 사이에서 악취와 괴사를 보였으며 고름이 흘러나오고 있다.
- 2차 감염을 동반하는 경우가 많다. 주위의 피부를 반드시 촉진하여 파동감각이 없는지, 피하기종의 징후가 없는지 확인한다. 비클로스트리디움 가스 괴저를 동반하는 경우는 단순 X선으로 피하기종의 유무와 골수염의 유무를 확인한다Ⓐ(그림의 화살표 참조).
- 일반배양을 한다. 기염균은 혐기성균과 포도구균, 녹농균 등의 혼합 감염인 경우가 많다.
- 혈액검사로 염증 반응을 평가한다. 급성으로 발병한 괴저는 2차 감염을 합병하며, 전신 관리를 요하는 빈도가 높다.
- 증례는 좌측 대퇴부까지 염증이 파급되어 긴급 변연절제술을 해야 한다. 최종적으로 왼쪽 고관절 이단술까지의 치료를 요했다.
- 망막증으로 시력 장애와 말초신경 장애를 동반하는 당뇨병은 괴저의 발견이 늦어지는 경우가 많다.
- 특히 말초신경 장애가 있는 당뇨병 환자에게는 매일 발을 주의 깊게 관찰하는 풋 케어 지도가 중요하다. 조기에 발견하기 위해서는 자기 관찰 습관이 중요하다. 예를 들어 구두에 쓸린 상처 때문에 당뇨병 수포가 생겨 괴저에까지 이르는 경우도 있기 때문에 발에 맞는 신발을 신는 것도 중요하다Ⓑ.
- ASO와 비교했을 때 빠르게 흑색 괴저가 된다Ⓐ.
- 조갑백선을 합병한 당뇨병 환자는 적극적으로 치료를 할 필요가 있다.

감별 폐쇄 동맥경화증(ASO), 가스 괴저, 골수염

감별 포인트

- ASO와 당뇨병성 괴저는 합병되는 경우가 많다. 발가락이 빠르게 흑색 괴저로 변한다면 족배동맥 촉지의 유무를 관찰한다. 말초 냉감 등 ASO의 신호를 확인한다.
- X선으로 뼈의 변화, 피하기종을 살펴본다.
- 피하기종이 있으면 가스 괴저로의 진행을 의심한다.

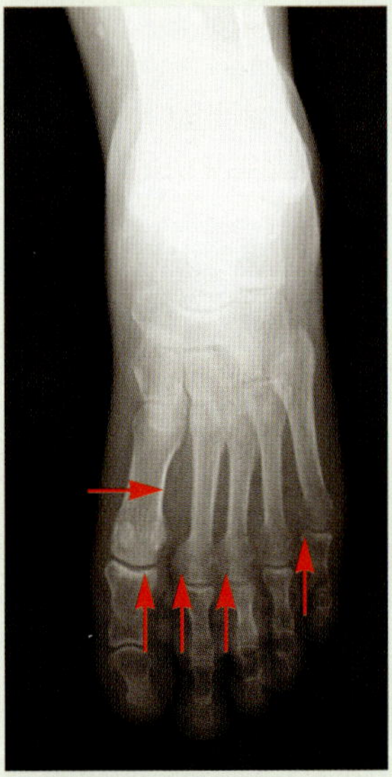

피하기종이 있음

1 치료

① 급성 염증의 치료. 감수성을 확인한 다음 항생제 투여.

② 발가락은 모두 절단이 필요했지만 패혈증이나 괴사성 근막염을 합병하고 있을 때는 긴급 변연절제술이나 무릎 아래 절단수술을 하는 경우도 있다.

2 컨설테이션

① 뼈의 문제가 배경에 있는 경우도 많으므로 X선을 촬영하여 정형외과에도 진료를 의뢰한다.

POINT 발가락이 빠른 속도로 검게 변할 때에는 괴저 가능성을 의심하며, 주위로 확대되는지 평가한다.

Level 2

06 발바닥, 발가락 사이의 표피 박리와 수포를 동반한 피부병변

족부백선(발백선)

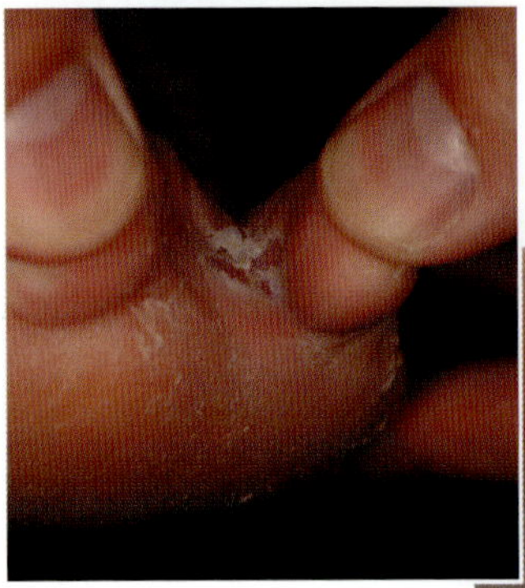

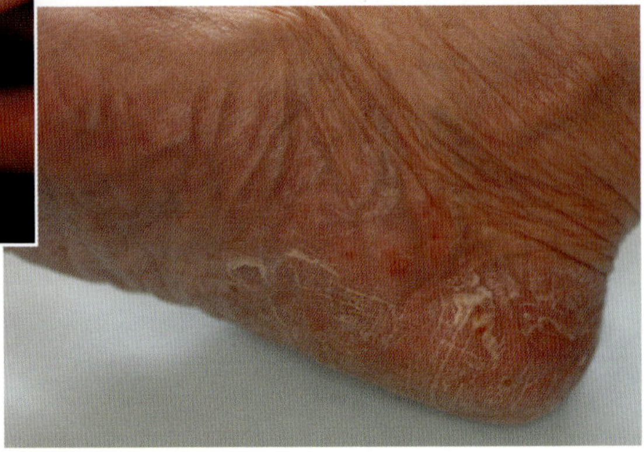

현재 병력

70세 남성. 당뇨병으로 통원중. 하지의 상태를 확인한 결과 피부 박리를 보였다. 가려움 등의 증상이 없으며 환자 본인이 신경을 쓰지 않는다.

일반 임상의의 Approach

생각한 것

발가락 사이, 발바닥, 발꿈치에 표피 박리를 동반한 습진이 있었다. 발톱의 변형 등은 없다. KOH 검사로 진균을 확인하여 족부백선으로 진단했다.

행동한 것

백선에서 2차 감염을 일으키는 경우도 있으므로 청결을 유지하고, 습윤이 원인인 경우도 있으므로 건조하게 하라고 설명했다. 테르비나핀염산염(라미실®)을 처방했다. 가족에게 옮길 가능성이 있으므로 발 매트를 공동으로 사용하지 말라고 했다.

이것이 알고 싶다

KOH 검사를 할 수 없는 상황에서는 어떻게 진단을 내려야 하는지 알고 싶다Ⓐ. 스테로이드 사용은 어떤 경우에 하는지 알고 싶다Ⓑ.

피부과 의사의 Advice

피부소견

- 네 번째와 다섯 번째 발가락 사이에서 박탈성 인설이 보인다. 발바닥에는 홍반을 동반한 소수포, 박탈성 인설이 보인다.

감별 한포진, 홍색 음선, 접촉 피부염, 족저 농포증, 옴 등

감별 포인트

- 모든 감별질환에 KOH 검사에 의한 진균 균사의 유무를 확인할 필요가 있다(그림 1 참조). KOH 검사를 할 수 없는 경우에는 진균 배양을 의뢰하는 방법도 있는데, KOH 검사는 몇 분이면 결과가 나오는 데 반해 배양으로 원인 진균을 확정하려면 며칠은 걸리므로 그다지 권할 만한 방법은 아니다(A).

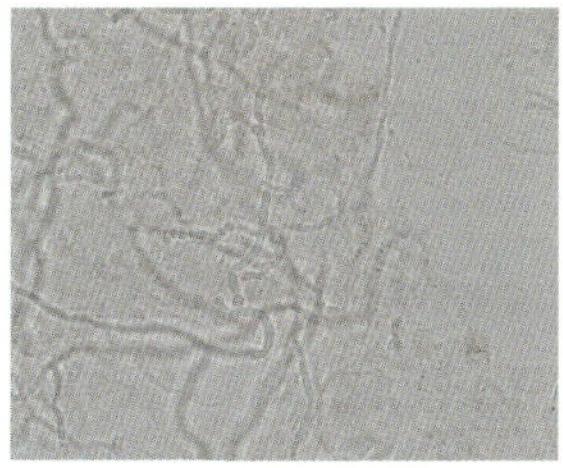

그림 1 KOH 도말검사로 본 진균 균사(족부백선)

1 치료

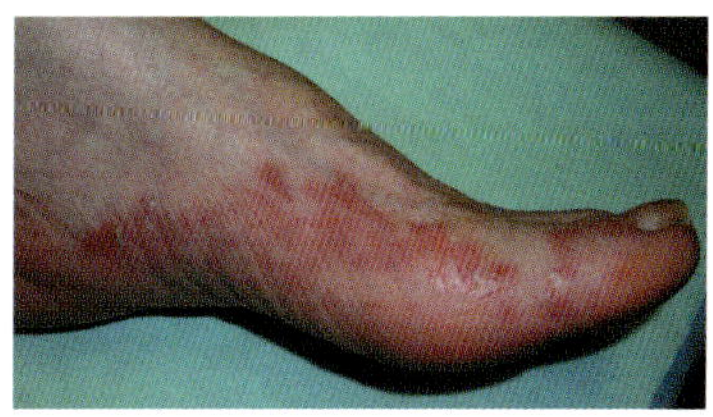

그림 2 족백선의 2차 감염

① 2차 감염(그림 2 참조)이나 습진화를 초래하는 경우에는 이를 치료하는 것을 우선으로 한다(2차 감염의 경우는 봉와직염에 준하여 항생제를 투여하고, 습진화를 초래하는 경우에는 스테로이드 외용을 한다Ⓑ).

② 앞서 말한 증상이 개선되고 나면 루리코나졸(루리콘® 크림) 또는 테르비나핀염산염(라미실® 크림)을 1일 1회 입욕 후에 바른다.

③ 발 안쪽과 발가락 사이를 포함한 넓은 부위에 얇게 바르며, 각질의 최심부가 최상층으로 올라오려면 몇 개월은 걸리기 때문에 증상이 개선되더라도 2~3개월간 외용을 계속하도록 지도한다.

④ 증상이 개선되지 않을 경우에는 처방한 항진균제에 의해 피부염이 생긴 것이 아닌지, 기초질환으로 한포진 등의 질환이 있는지를 고려하며, 재발을 반복할 경우에는 가족 내 감염 유무의 확인도 필요하다.

2 컨설테이션

① 흔히들 발이 가려우면 족부백선이라고 생각하는 사람이 많지만 Japan Foot Week 연구회에 의한 역학조사에 따르면 족부백선으로 가려움을 호소하는 사람은 10%에 불과하며 자각증상이 없는 잠재 족부백선이 많음을 지적하고 있다. 반대로 무좀 때문에 병원에 오는 환자 즉 '자칭 무좀 환자'를 조사했더니 실제로 족부백선이었던 사람은 2/3 정도였고 나머지 1/3은 족부백선 외의 피부질환이었다는 보고가 있다.

② 족부백선을 진단하기 위해서는 임상적으로 여러 감별질환을 들 수 있기 때문에 KOH 검사에 익숙치 않으면 진단력에 문제가 있다. 임상 진단에 의존할 수밖에 없는 임상의사는 오진 및 그에 따른 문제를 피하기 위해서라도 피부과 의사에게 진단을 의뢰할 필요가 있다Ⓐ.

POINT 족부백선 진단에는 KOH 검사가 필수이다.

Level 2

07 두꺼워지고 하얗게 탁해진 발톱

조갑백선(손발톱백선)

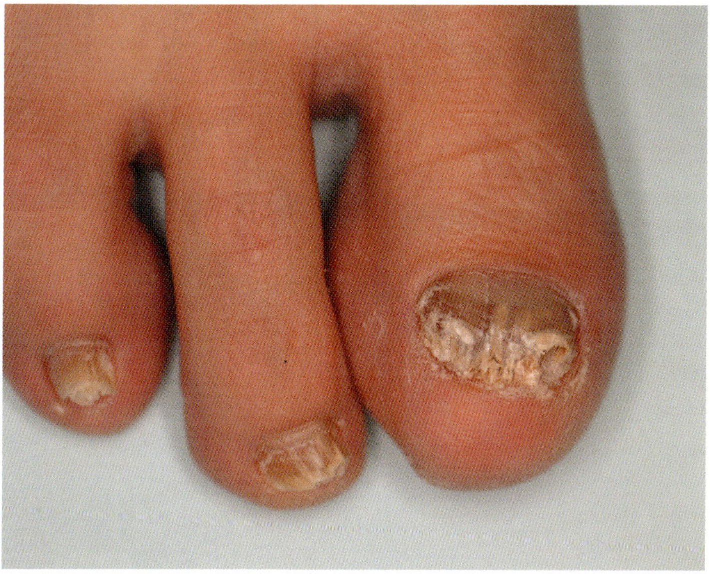

현재 병력

49세 여성. 발톱이 푸석거리면서 하얗게 탁해져 진료를 받으러 왔다. 고혈압과 당뇨병으로 통원 치료 중이다.

일반 임상의의 Approach

생각한 것

발톱이 흰색~황색으로 탁해지고 두꺼워졌으며 전체적으로 푸석거리는 느낌이 든다. 발톱 아래에 흰 가루 같은 것이 채워져 있다. 발톱 주위에 붉은 기는 없다. 발톱 외에는 병변이 발견되지 않았으나 발가락 사이의 무좀 때문에 치료를 받은 적이 있다. 발톱과 발톱 아래의 흰 가루를 긁어내 KOH 검사를 하자 사상균이 발견되어 조갑백선으로 진단을 내렸다.

행동한 것

당뇨병 환자의 풋 케어에 대해 설명하고 정기적인 혈액검사를 하면서 테르비나핀염산염(라미실® 정)을 내복하게 하여 약 1년 만에 치유되었다. 재발을 일으키는 경우가 많기 때문에 매일 발가락을 잘 씻고 함께 사는 가족의 무좀도 치료하도록 권했다.

이것이 알고 싶다

항진균제 내복을 사용할 수 없는 경우에는 어떻게 해야 하는지 알고 싶다Ⓐ.

피부과 의사의 Advice

피부소견

- 조갑백선은 발톱의 변화에 따라 병형이 분류되며 원위 · 측위 조갑하 조갑진균증(dis tal and lateral subungual onychomycosis: DLSO)과 표재성 백색 조갑진균증(superficial white onychomycosis: SWO, 그림 참조)이 있다. DLSO가 가장 많다.
- 본 증례는 조갑 원위의 혼탁 비후. 발톱 중앙에 설형 혼탁부가 있다. DLSO이다.

감별 편평태선, 건선, 조갑구만증 등

감별 포인트

- 발톱 변형을 초래하는 질환의 약 반 정도는 조갑진균증이며, 나머지는 다양하다.
- KOH 검사에서 진균 균사를 확인하는데 음성인 경우는 염증성 질환도 고려할 필요가 있다. 발톱뿐만 아니라 손톱도 함께 관찰한다. 또한 편평태선이 의심될 때에는 구강점막도 진찰한다.
- KOH검사 시 발톱은 진균 요소의 형태가 균사만 있는 것이 아니므로 주의가 필요하다.

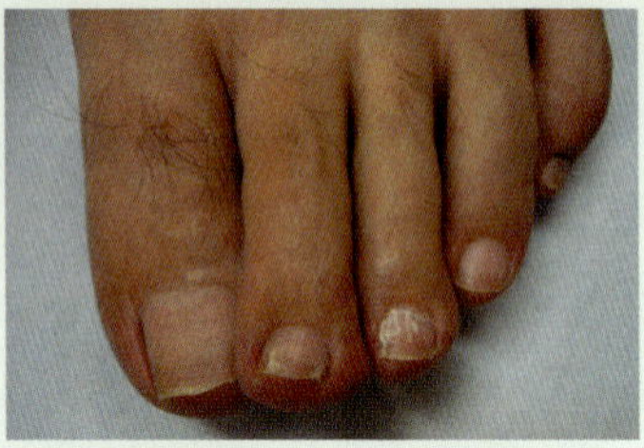

그림 조갑백선(SWO)

1 치료

① 진균 균사를 확인하지 않고 안이하게 항진균제 내복 치료를 시작해서는 안된다.

② 당뇨병이 있을 경우에는 풋 케어 지도와 내복약으로 적극적으로 치료한다.

③ DLSO는 이트라코나졸(이트리졸®) 400 mg/일, 1일 2회, 7일간 내복, 3주간 휴약을 3회 반복하는 펄스 요법과, 테르비나핀염산염(라미실®) 125 mg/일, 1일 1회를 3~6개월 동안 연일 투여하는 방법이 있다. 이트라코나졸(이트리졸®)은 약물 상호 작용에 주의해야 한다.

④ 발톱 표면에 백선 감염을 보이는 SWO는 백색부위를 깎아내고 외용 치료를 한다. 루리코나졸(루리콘® 크림, 10g) 1일 1회, 발톱과 발 안쪽 전체, 발톱 주위, 발가락 사이에 넓게 외용한다.

2 컨설테이션

① 내복 치료를 할 때에는 반드시 KOH법에 의한 현미경 검사를 하여 확정 진단을 내린다. KOH 결과가 음성일 때에는 안이하게 내복약을 처방하지 말고 피부과 의사의 진료를 받게 한다.

② 설형으로 변형되거나 발톱의 비후가 심할 때에는 내복약뿐 아니라 깎는 등의 처치를 병용하는 것이 효과적이므로 피부과에 의뢰한다Ⓐ.

③ 항진균제 내복을 할 수 없는 경우에는 발톱 주위를 포함하여 넓게 외용한다. 같은 신발을 장시간 사용하여 습도가 높아진 상태로 있지 말아야 하는 등 생활환경을 수정하여 세세한 외용 지도를 하는 것이 중요하다Ⓐ.

POINT

비후 변형된 발톱은 우선 KOH 검사를 하여 조갑진균증인지를 판단할 것. 자신이 없을 때에는 피부과 의사에게 의뢰한다.

Level 2

08 하지정맥류가 있는 부위에 생긴 피부의 변화

울체 피부염(울혈피부염)

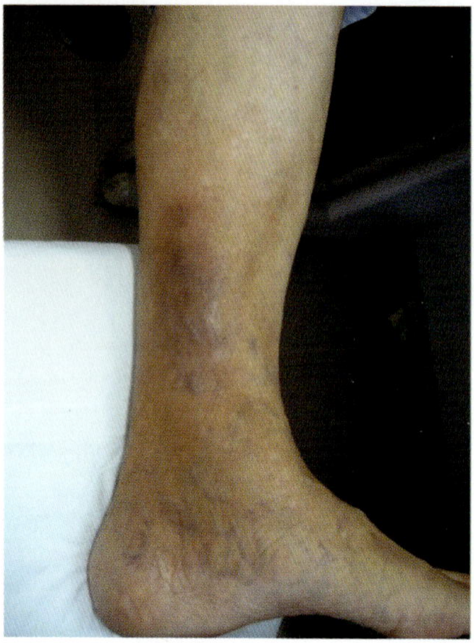

현재 병력

79세 여성. 고혈압으로 통원 치료중 전부터 왼쪽 다리에 정맥류가 있었다. 탄성 스타킹을 사용하라고 권하여 일단 시도해보게 했는데 불쾌감을 심하게 느껴 최근에는 사용을 중단했다. 며칠 전부터 왼쪽 다리의 정맥류가 있는 부위에 가려움과 색의 변화가 나타나 진료를 받으러 왔다.

일반 임상의의 Approach

❙ 생각한 것

하지정맥류가 있는 부위에 암홍갈색의 부종성 홍반이 있으며 정맥류의 존재와 병변의 성상으로 볼 때 울체 피부염이라고 생각되었다.

❙ 행동한 것

외용약으로 병변 부위에 디플루프레드네이트(마이자® 연고) 도포를 시작했다. 또한 되도록 안정을 취하고 하지를 거상하도록 노력하라고 지도했다. 탄성 스타킹 사용을 다시 권했지만 싫어했다.

❙ 이것이 알고 싶다

일상생활에서의 주의사항(스킨케어 등)에 대해 알고 싶다Ⓐ.

피부과 의사의 Advice

피부소견

- 왼쪽 종아리 내측에서 복사뼈에 걸쳐 경계가 불분명한 암갈색반이 있으며, 표피는 위축성이고, 주위에 정맥이 확장된 모습을 다수 볼 수 있다.
- 정맥벽, 심재정맥의 협착, 폐색, 표재정맥의 과형성, 임신, 장기간 선 자세, 정맥판 기능부전 등에 의해 표재정맥의 내압 상승을 일으켜 혈관 확장 및 사행이 나타난다. 증상이 더 진행되면 하지 권태감, 동통, 부종, 색소 침착, 습진양 병변(울체성 피부염), 피부경화를 거쳐 하지 궤양을 초래하는 경우가 있다.

감별 결절성 홍반, 봉와직염, 당뇨병성 유지방성 괴사생성, 피부혈관염, 특발성 색소성 자반증

감별 포인트

- 정맥류가 있고 종아리 특히 말초측의 약 1/3부터 족관절부를 중심으로 부종, 경화, 색소 침착, 습진양 변화, 궤양 등이 생겨 임상 증상으로도 쉽게 진단을 내릴 수 있다. 혈액검사 소견은 봉와직염에 비해 염증이 부족하다.

1 치료

① 피부염에 대해: 강하거나 매우 강한 등급의 스테로이드 외용을 한다. 디플루프레드네이트(마이자® 연고, 5g) 1일 2회

② 혈류 개선 목적:

- 토코페롤 초산 에스테르(유베라 N®, 100 mg/정), 6정/일, 1일 3회
- 리마프로스트알파덱스(오팔몬®, 5㎍/정), 6정/일, 1일 3회

③ 피부관리: 헤파린유사물질(힐도이드 소프트® 연고 0.3%, 25g) 1일 2회Ⓐ

2 컨설테이션

① 장시간 걷거나 서 있는 것을 피하고 외상 및 감염으로부터의 보호, 하지의 거상, 탄력붕대 등을 사용한다. 피부염을 예방하기 위해 보습제 외용을 지도한다Ⓐ.

② 외상, 감염이 궤양화의 원인이 되는 경우가 있으므로 감염, 곤충물림, 외상 등의 피부장애가 생기지 않도록 주의한다. 궤양에 대한 치료는 욕창 등 다른 궤양 병변과 거의 동일하다.

③ 피부염이 심할 경우, 발적 · 동통이 심할 경우, 궤양화된 경우는 피부과 의사의 진료를 받도록 한다.

POINT 피부 울체 피부염은 피부 궤양 등을 일으키지 않도록 조절하는 것이 중요하다.

Level 2

09 검은 괴사조직을 동반한 욕창

욕창(흑색기)

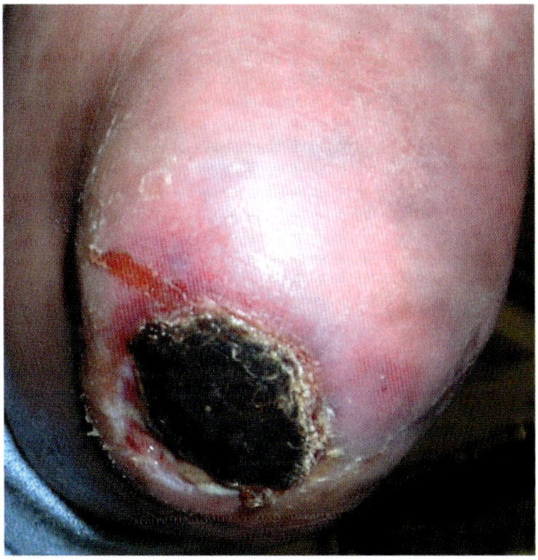

현재 병력

78세 남성. 뇌경색 후유증으로 방문 진료를 받고 있다. ADL(activities of daily living: 일상생활동작)이 저하되었으며, 최근에는 몸을 돌아눕기도 어려워졌다. 얼마 전에 방문했더니 왼쪽 발뒤꿈치에 검은색을 띤 욕창이 있었다.

일반 임상의의 Approach

생각한 것

ADL 저하로 인해 욕창이 생긴 것으로 판단되었다. 흑색기였으며 변연절제술이 필요하다고 생각되었다. 열은 나지 않았고 주위의 피부 소견에서 감염 징후는 없는 것으로 판단되었다. 재택이어서 처치 방법은 가족 · 간병인이 처치할 수 있는 간단한 방법이 필요하다고 생각되었다.

행동한 것

변연절제술은 메스를 사용해서 했다. 처치 방법은 가족 · 간병인이 연고를 발라주기는 어렵다고 생각되어 환부의 세정과 랩 요법(open wet-dressing theraphy: OWT)으로 했다. 또한 에어 매트를 도입하기로 함과 동시에 가족에게 발뒤꿈치의 압력을 줄이는 방법에 대해 지도했다.

이것이 알고 싶다

그 후 환부가 아직 깊음에도 불구하고 욕창 개구부가 좁혀졌다. 절개가 필요한 경우와 타이밍에 대해 알고 싶다Ⓐ.

피부과 의사의 Advice

피부소견

- 초기: 압박부에 발적이 생기며 경도의 종창, 수포를 동반한다.
- 흑색기: 흑색 가피가 고착된 궤양
- 황색기(그림 참조): 황백색 괴사조직을 동반한 궤양. 포켓이 형성되어 있다.

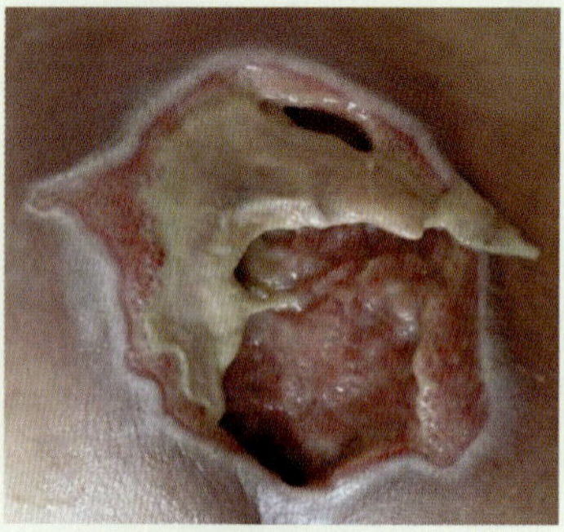

그림 황색기의 욕창(천골부)

1 치료

① 흑색기·황색기: 외과적·화학적 변연절제술을 하여 괴사조직을 제거한다. 외과적 변연절제술을 할 경우에는 괴사 조직과 주변 조직의 경계가 명료해지고 나서 하면 동통이 적다. 포켓이 형성되었을 경우에는 2~3주 동안 보존적 치료를 하고 나아지는 경향이 보이지 않으면 외과적으로 절개를 한다Ⓐ. 이때 환자의 상태가 안정되어 있어야 하며 출혈 경향이 없음을 반드시 확인한다. 세정 후 삼출액이 많으면 백당·포비돈요오드 배합(유파스타®)이나 요오드(카덱스® 연고) 등을, 적으면 브로메라인(브로메라인® 연고), 설파디아진은(게벤® 크림) 등을 사용한다.

② 초기: 병변부 보호와 적당한 습윤 환경 유지가 기본이다. 병변부 및 주위의 피부는 약해져 있기 때문에 드레싱제는 점착력이 약한 것을 사용하는 것이 바람직하다. 듀오액티브® 같은 하이드로 콜로이드, 그래뉴겔® 같은 하이드로젤 드레싱제 등을 사용한다. 외용약으로는 보호 효과가 높은 아즐렌(아즈놀® 연고) 등의 유지성 연고가 사용되는데, 거즈가 병변부에 고착되지 않도록 주의한다.

③ 경구 섭취 부족분을 말초정맥 영양으로 보충해주는 것이 가능한지 판단하여 어려운 경우에는 경장 영양을 시행한다. 또한 아연이나 철 등의 미량원소가 결핍되었을 경우는 적절히 보충해준다.

2 컨설테이션

① 욕창의 발생은 피부의 국소적 요인뿐 아니라 전신적 요인에도 의한다.

② 초기에는 급격히 변화할 가능성이 있으므로 되도록 매일 관찰하는 것이 필요하다. 단시간에 색조의 변화 등 다채로운 국소 증상이 나타나면 피부과 의사의 진료를 받게 한다.

POINT

원인질환을 치료함과 동시에 내인성 · 외인성 악화인자를 제거하기 위해 노력하고 이후 국소요법과 전신요법에 의한 창상 치유를 해나간다. 감염이 확실할 경우 병소를 밀폐하는 것은 금기이다.

Level 2

10 짧은 시간이지만 압박에 의해 뼈 돌출부에 생긴 궤양 병변

욕창(적색기 · 백색기)

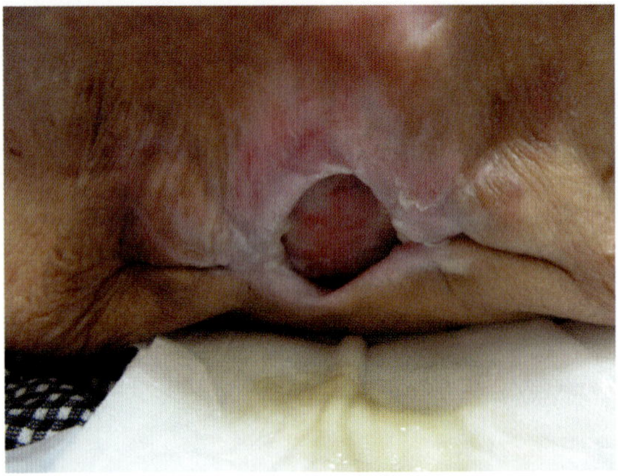

현재 병력

92세 여성. 2개월 전부터 병상에 누워 지냈으며 최근에는 욕창이 생겨서 가족이 약국에서 이소딘액과 거즈를 사다가 처치를 했지만 좀처럼 나아지지 않아 방문 진료를 의뢰했다.

일반 임상의의 Approach

생각한 것

천골부에 직경 3 cm 크기의 NPUAP(national pressure ulcer advisory panel: 미국 욕창 자문위원회) 분류에서 Stage III에 해당하는 궤양을 보였다. 호발 부위이며 원인도 확실해서 욕창이라고 생각했다. 궤양저는 적색에서 흰색으로 바뀌는 이행기라고 판단되었다.

행동한 것

즉시 간병인에게 에어 매트를 사용하라고 했다. 병소에 대해서는 감염(염증) 징후가 없고 구멍이 있는 비닐 장갑과 종이기저귀를 사용한 랩 요법(open wet-dress ing therapy: OWT)을 시작했다. 충분한 사전동의와 간병지도를 하고 1주일 후 다시 방문하기로 예약을 잡았다. 여러 가지 드레싱제와 연고가 권장되고 있지만 체압의 분산과 비용이나 수고가 많이 들지 않는 랩 요법이 현장 진료에서는 충분한 치료 효과를 거두고 있다. 포인트는 감염(염증)에 대한 변연절제술의 타이밍을 잘못 잡지 않도록 하는 것이다.

이것이 알고 싶다

감염 징후가 있을 경우에는 어떻게 해야 하는지 알고 싶다Ⓐ.

피부과 의사의 Advice

피부소견

- 천골부에 경계가 명료한 깊게 패인 궤양이 보인다. 중앙에 홍색 육아를 동반한다.

감별 포인트

- 천골부, 좌골결절, 배부정중, 장골부 등 뼈가 돌출되어 하부조직과 압박을 받기 쉬운 부위(그림 참조)에 다발하기 때문에 진단을 내리기 쉽다.

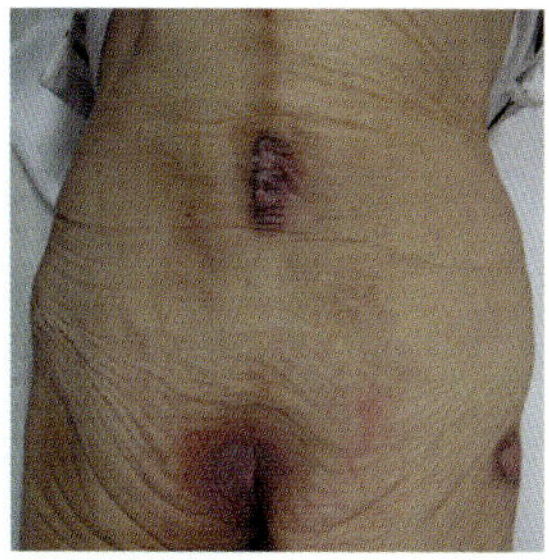

그림 욕창의 호발부위

1 치료

① 적색기~백색기에는 창면의 습윤환경 유지와 보호를 하며, 육아조직 형성 및 상피화를 촉진하는 환경을 만든다. 육아조직이 형성될 때에는 각종 육아조직을 만드는 세포를 자극하는 생체 유래 단백(사이토카인)이 분비된다.

② 사이토카인의 대부분은 수용 성이므로 이들이 효율적으로 세포에 작용하기 위해서는 적당한 습윤환경이 바람직하다.

③ 주위의 피부는 적당한 습윤·건조로 장벽기능에 장애가 생겨 조직내구성이 저하되기 때문에 적절한 케어가 필요하다.

④ 요실금에는 소변을 받는 통을 사용하는 등 피부에 직접 배설물이 묻지 않도록 신경 쓴다.

⑤ 변실금에 대해서도 마찬가지라고 할 수 있는데, 특히 설사를 할 때에는 더욱 신경 쓴다. 변에 의한 자극성 피부염은 욕창으로 진전되기 쉬우므로 조기 대응이 필요하다.

⑥ 항문 주위에 발적이 생긴 경우에는 아연화연고 등 발수성이 있고 창상을 보호하는 연고를 두껍게 외용한다. 특히 고령자는 피부의 수분함유량이 감소하여 피지결핍상태에 있는 경우가 많다. 피지 결핍은 각층의 장벽기능을 심하게 저하시키기 때문에 2차적인 장애(욕창 등)를 일으키기 쉽다. 바셀린, 헤파린유사물질 등의 외용약으로 보습을 해주도록 한다.

⑦ 육아조직이 병소의 거의 전체를 덮게 되면 세균감염 위험성이 적어지므로 적색기에는 육아형성 촉진작용을 가진 외용약[예: 트라페르민(피브라스트® 스프레이), 알프로스타딜 알파덱스(프로스탄딘® 연고), 트레티노인 토코페릴(오르세논® 연고) 등]을 사

용한다.

⑧ 주위 피부와의 높이 차이가 적어지고 상피화가 시작되는 시기에는 상기 외용약 외에 부클라데신나트륨(악토신®) 연고나 각종 드레싱제도 고려한다.

⑨ 국소 세정으로 청결을 유지하며 원칙적으로 소독약은 사용하지 않는다.

2 컨설테이션

① 욕창 감염은 세균이 주위 지방조직이나 육아조직의 심부에 침입했을 때 생기며, 욕창 주위의 피부는 발적, 종창된다. 항생제 투여와 증례에 따라 변연절제술이 필요한 경우도 있어 감염이 병발했을 때에는 피부과 의사의 진료를 받게 한다Ⓐ.

POINT 욕창은 초기 병변일 경우, 대부분 적절한 대응으로 상태가 나아진다.

Level 2

11 경미한 외상으로 생긴 하지의 궤양

피부궤양

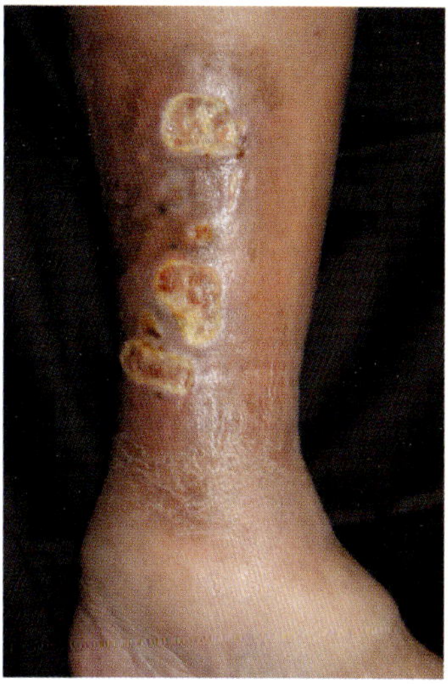

현재 병력

82세 남성. 뇌경색 후유증으로 와병 상태에 있어 방문 진료를 하고 있다. 가족들로부터 휠체어로 옮길 때 오른쪽 다리를 부딪쳐 작은 상처가 났는데 그 부분이 매우 심해졌다는 이야기를 들었다.

일반 임상의의 Approach

생각한 것

오른쪽 다리에 일부 황색을 띤 괴사조직을 동반한 궤양이 있었다. 예전에 다른 목적 때문에 시행했던 CT에서 오른쪽 대퇴동맥에 혈전이 있다는 것을 알게 되었는데 그로 인한 오른쪽 하지의 혈행 장애로 인해 경미한 외상에도 궤양화된 것이라 생각했다.

행동한 것

국소 처치는 황색 괴사조직에 대해 변연절제술을 하고 세정 및 랩 요법을 했다. 이후 황색 괴사조직은 없어지고 적색기의 병변이 되었지만 더 이상의 개선을 보이지 않았기 때문에 부클라데신나트륨(악토신® 연고) 도포를 시작하기로 했다.

이것이 알고 싶다

악토신® 연고나 프로스탄딘® 연고 같은 피부궤양 치료약의 사용법에 대해 자세히 알고 싶다Ⓐ.

피부과 의사의 Advice

피부소견

• 오른쪽 다리 안쪽에 콩알만한 크기부터 비둘기 알만 한 크기까지 변연이 패인 것 같은 궤양이 있다. 궤양의 대부분은 황색의 괴사조직이 붙어 있다. 궤양 주위의 피부에는 경도의 홍반과 색소 침착을 보인다.

감별 혈관장애(동맥성, 정맥성), 신경장애, 종양, 감염, 대사, 혈액, 약제, 비감염성 지방층염 등

감별 포인트

• 하지 궤양은 하지에 생기는 진피 또는 피하지방층에 달하는 피부조직의 결손으로 다양한 병태를 포함하는 포괄적인 진단명이며, 그 원인을 밝혀내는 것이 중요하다. 확정 진단을 위해 혈액 검사, 혈관조영검사를 포함한 영상검사, 세균학적 검사, 피부조직검사 등을 한다. 특히 난치성인 경우에는 원인이 단일하지 않고 여러 요인이 관여하고 있을 가능성도 염두에 둘 필요가 있다.

1 치료

① 원인질환의 치료 및 컨트롤을 하지 않으면 치유가 어렵다. 또한 감염·피부염 등 2차적인 병변이 생긴 경우에는 이들에 대한 치료도 병행해서 할 필요가 있다.

② 이상의 사항을 검토한 후에 항궤양제와 드레싱제를 병소의 삼출량, 깊이, 상태에 따라 각각의 특성, 기제를 충분히 고려하여 선택한다Ⓐ. 필요할 경우 피부이식 등의 외과적 치료도 한다.

③ 감염이 의심되는 경우: 설파디아진은(게벤® 크림) 1일 1~2회, 백당·포비돈요오드 배합(유파스타® 연고) 1일 1~2회 등

③ 감염이 없는 경우: 부클라데신나트륨(악토신® 연고) 1일 1~2회, 리조팀염산염(리프랩® 연고) 1일 1~2회 등

④ 난치성 궤양의 경우, 소독을 장기간 반복하여 접촉피부염을 일으키는 증례도 많다. 기본적으로 국소 세정에는 소독약을 사용하지 말고 생리식염수 또는 수돗물로 세정한다. 또한 앞서 든 연고로 접촉피부염이 생길 가능성이 있으므로 주의가 필요하다.

⑤ 하지 궤양 중에서도 하지정맥류에 의한 정맥 울체가 원인이 될 빈도가 높다. 그럴 경우 스트립핑이나 경화요법 등의 수술은 유용하지만 여러 가지 사정으로 할 수 없는 경우에는 보존적 요법으로 탄성 스타킹을 사용하여 정맥 울체의 개선을 보이는 경우가 있으므로 시도해볼 만한 가치가 있다.

⑥ 랩 요법은 병소의 습윤 환경을 유지한다는 의미에서 유효하다고 생각되지만 감염이

병발할 가능성이 있어 표준적 치료라고는 할 수 없으므로 환자에게 충분히 설명할 필요가 있다.

2 컨설테이션

① 하지 궤양을 보이는 질환은 다수 존재한다는 것을 염두에 두고 그 대부분이 혈관계, 림프관계의 장애가 차지한다는 점에서 족배동맥의 촉진, 정맥류의 유무 등을 확인하여 피부과 또는 각각의 전문적인 진료과(혈관외과·순환기과 등)에 서둘러 상담을 받는 것이 중요하다.

POINT

하지 궤양의 원인은 여러 가지이며 치료에 있어서 접촉피부염이 생기지 않는지 주의할 필요가 있다.

Level 2

12 붉은 발진 내에 큰 물집이 있다

유천포창(유사물집증)

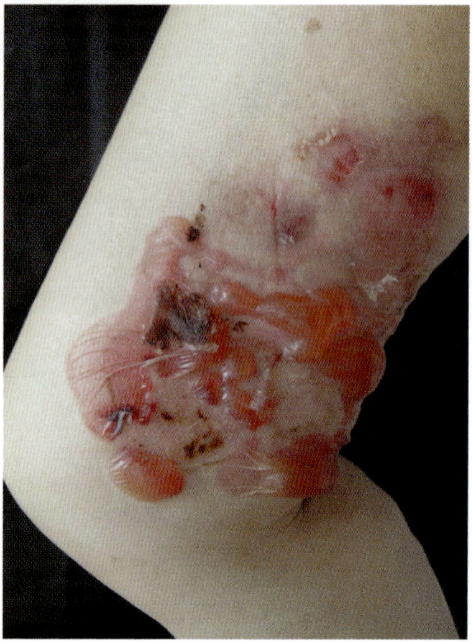

현재 병력

68세 여성. 당뇨병 · 만성 심부전 때문에 통원치료를 받고 있다. 심부전이 악화되어 이뇨제와 혈압약 등 여러 약물을 조정하여 사용중이었다. 며칠 전부터 오른쪽 대퇴 안쪽에 붉은 발진이 생겼고 긁어서 물집까지 생겼다. 오른쪽 겨드랑이에도 동일한 병변이 있다.

일반 임상의의 Approach

생각한 것

솔직히 말해서 처음 보는 피부병변이었다. 수포가 커서 특히 눈에 띈다. 이 상태에서 구강 내에도 점막진이 있으면 Stevens-Johnson 증후군이라는 진단을 내릴 수 있을까? 약을 바꾼 후 얼마 안 되어 나타났기 때문에 약진일지도 모른다는 생각이 들었다.

행동한 것

소변검사와 혈액검사, 생화학검사를 의뢰. 약진이라면 호산구 증가와 간 장애가 있을지도 모른다. 그리고 중지할 수 있는 약물은 중지하고 피부과에 상담을 했다.

이것이 알고 싶다

만일 이러한 병변을 본다면 내복 스테로이드를 바로 사용해야 하는지 알고 싶다. 내복 스테로이드가 필요한 상태에 대해 알고 싶다Ⓐ.

피부과 의사의 Advice

피부소견

• 수포는 가득차 있으며 비교적 크기가 큰 수포가 많이 나 있다. 일반적으로 점막은 침범되지 않는다. 초기에 두드러기 · 습진양 병변이 오래 계속되는 경우가 있다. 고령자에게서 많이 나타나고 악성 종양을 합병하는 경우가 있다.

감별 천포창, 약진 등

감별포인트

• 천포창은 몇 가지 유형이 있는데, 일반적으로 수포가 이완성이고 터지기 쉬우며 구강 점막도 침범하는 경우가 많다.

• 약진이라면 수포형 약진, 고정 약진 등이 감별 대상이다.

• 검사는 ELISA(enzyme-linked immunosorbent assay)법에 의한 혈청자가항체[항BP(bullous pemphigoid, 유천포창) 180항체, 항BP230항체]의 검사 및 피부생검을 한다. 혈청자가항체가 양성이고 피부병리조직 HE(hematoxylin-eosin) 염색으로 표피하 수포가 발견되며 면역형광항체법에서 기저막 부위에 IgG · C3 침착이 증명되면 유천포창으로 확정 진단을 내릴 수 있다.

1 치료

① 입원 치료를 하게 되는 경우가 많다.

② 스테로이드 내복[프레드니솔(프레도니조론®) 30~40 mg, 1일 3회로 시작하여 병변이 호전되면 점차 양을 줄여나간다]이 일반적이지만 고령자가 많기 때문에 합병증이나 2차 감염에 주의한다Ⓐ. 테트라사이클린염산염[(아크로마이신®) 200 mg, 1일 2회와 니코틴산아미드(니코틴산아미드 '존네®') 1,500 mg, 1일 3회를 병용하여 내복하는 치료법도 시도할 수 있다.

③ 중증예인 경우는 면역글로불린 정주요법을 하는 경우도 있다.

2 컨설테이션

① 확정진단을 내리기 위해서는 면역형광항체법을 포함한 조직검사, 혈청자가항체 검사 등이 필요하며, 이들 검사가 가능한 피부과 전문의에게 소개하는 것이 바람직하다.

② 입원치료를 하게 되는 경우가 많기 때문에 종합병원이나 대학병원 피부과에 소개한다.

POINT 크기가 크고 가득한 수포가 다발했을 경우 유천포창을 고려한다.

Level 2

13 유아기 때부터 나타나는 경계가 선명하고 옅은 갈색을 띤 평탄한 색소반

밀크커피반점

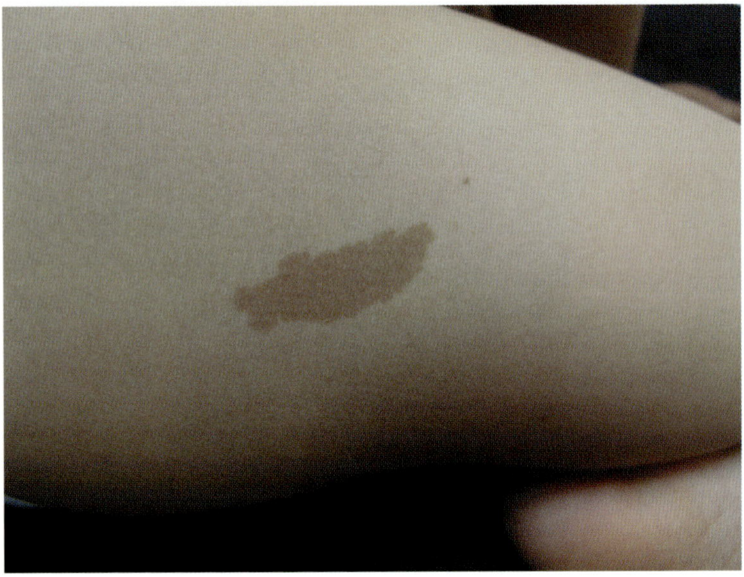

현재 병력

10개월 된 여자 아이. 건강 검진시 아이의 어머니에게 특별히 걱정되는 것이 있냐고 질문하자 다리에 얼룩이 있는데 괜찮은 거냐고 물어왔다.

일반 임상의의 Approach

생각한 것

오른쪽 대퇴부 바깥쪽에 경계가 선명한 손가락 마디 하나 정도 크기의 갈색 점이 있었다. 다른 부위에는 이러한 점이 없었기 때문에 신경섬유종증은 아닐 것이며 밀크커피반점일 것이라고 생각되었다.

행동한 것

미용적으로 문제가 되지 않는다면 그냥 놔둬도 상관없다고 설명했다. 특별히 효과가 있는 치료법은 없지만 레이저 치료로 나아질 수 있는 경우도 있어 정 걱정이 된다면 피부과(미용피부과) 진료를 받으라고 지도했다.

이것이 알고 싶다

레이저의 종류와 효과를 알고 싶다Ⓐ. 보험 적용이 되는지 알고 싶다Ⓑ.

피부과 의사의 Advice

피부소견

- 원형~타원형~부정형의 담갈색의 경계가 선명한 편평한 색소반이다.
- 유아기에 보이는 밀크커피반점이 6개 이상 있을때는 신경섬유종종 I형(Reckinghausen병)일 가능성을 생각해야한다.
- 조직소견: 기저층에 있는 멜라닌색소의 증가가 주소견이고, 멜라닌세포의 증가는 없으며 모반세포도 없다. 때로는 표피능의 연장, 표피비후, 기저층의 멜라닌생산의 항진 혹은 멜라닌색소의 전달장애가 발견된다.
- 진단에는 더모스코프가 유용하지만, 소견은 비특이적이다.
- 더모스코프 영상(그림)소견: 피부 면과 같은 높이의 갈색반, 경계가 선명하며 균일한 색조를 이루고 있다. 모공일치성의 간극이 확인된다.

감별 신경섬유종증: I형 (Reckinghausen병), 염증후 과색소침착

감별 포인트

- 신경섬유종증: 전신을 진찰하여 다른부위에 같은모양의 밀크커피반점이나 사지골의 변형, 안면골, 두개골의 결손, 척추변형, 신경섬유종, 소년성 황색육아종 등의 동반여부를 확인한다.
- 염증 후 과색소침착: 선행하는 발적이나 염증이 있었는지 여부를 알아본다.

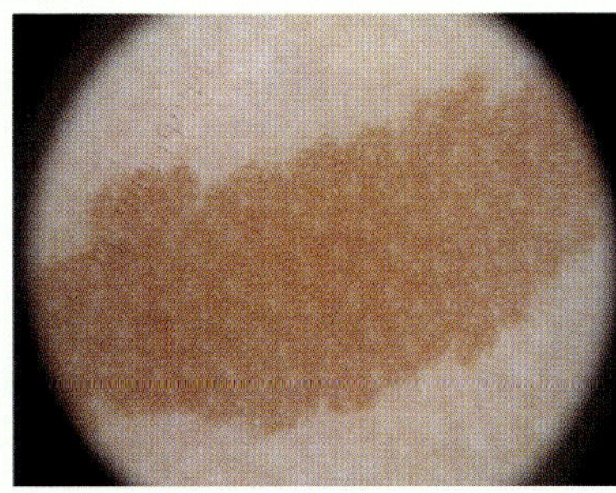

그림 더모스코프 영상

1 치료

① 경과를 관찰한다.

② 안면 병변에는 커버 파운데이션(화장품) 활용 및 절제후 피부이식을 한다.

③ 레이저 치료. 주로 Q 스위치 루비 레이저 등 각종 레이저 기기를 사용한 치료가 유효하다는 보고가 있으나 재발되는 경우가 많고 색소 침착, 색소 소실 등을 초래하기도 한다Ⓐ.

④ 피부가 약한 영아기에 레이저 치료를 하면 효과가 잘 나타난다는 의견도 있다. 치료는 소아 레이저 치료의 경험이 풍부한 병원을 소개하는 것이 좋으며, 보험 적용은 시설에 따라 다르다Ⓑ.

2 컨설테이션

① 진단을 내리기 어려울 때에는 피부과 의사에게 의뢰한다.

② 정기적으로 디지털 영상과 더모스코프로 경과를 관찰할 수 있는 시설을 소개한다.

POINT

열은 갈색이고 경계가 선명하며 편평한 색소반을 본다면 Recklinghausen병과 감별하기 위해 전신을 진찰하도록 한다.

Level 2

14 점막을 포함한 전신의 병변 (의심될 경우 바로 전원)

독성 표피 괴사융해증(TEN)

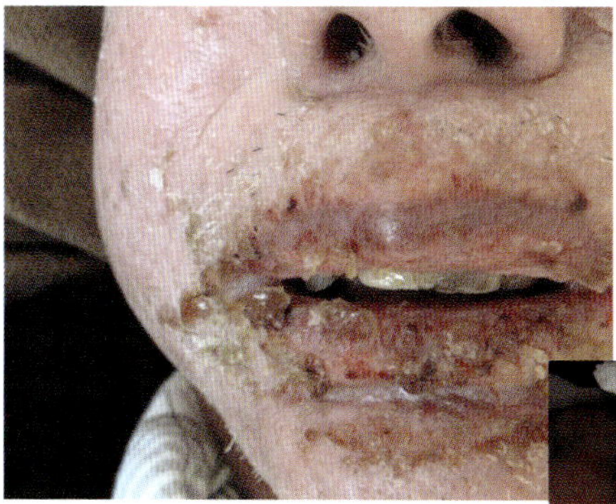

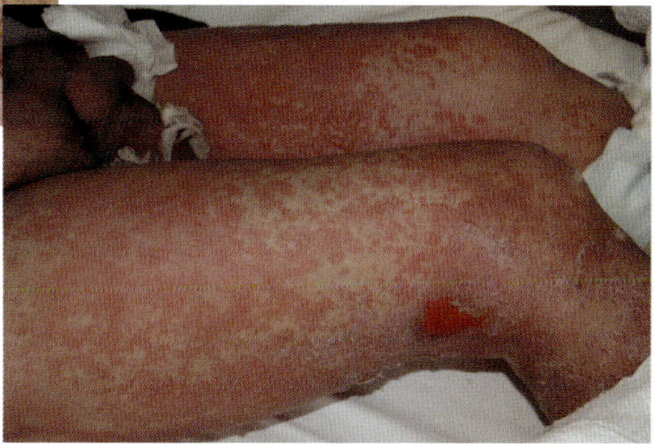

현재 병력

60세 남성. 감기 때문에 2일 전부터 시판약 내복을 시작했다. 이후 전신에 피부병변이 생겼고 구강 내 동통 때문에 병원에 왔다.

일반 임상의의 Approach

생각한 것

시판약을 내복한 후부터 전신의 피부병변 · 구강점막 박리가 나타나 중증의 약진이라고 생각했다.

행동한 것

중증의 약진이라 생각하고 바로 입원시설이 있는 피부과를 소개했다.

이것이 알고 싶다

의심이 되면 바로 소개해야 한다고 생각했지만 사정상 병원에 가기힘든 경우 피부과에 상담시기는 언제가 좋은지 알고 싶다Ⓐ. 소개받은 병원에 가기까지 어떤 처치를 하면 좋은지 알고 싶다Ⓑ.

피부과 의사의 Advice

피부 · 점막소견

- 입술에 발적, 미란, 출혈, 가피가 있으며 눈 점막에는 결막 충혈, 눈곱 등이 있다.
- 일부 바이러스 감염증이나 마이코플라즈마 감염증에 동반하여 발병하는 경우가 있지만, 대부분 약물 섭취에 기인하여 발생한다.
- 독성 표피 괴사융해증(toxic epidermal necrolysis: TEN)은 고열, 점막발진과 광범위한 홍반과 체표 면적 10%를 넘는 수포, 표피박리, 미란 등의 표피괴사성 병변을 보이며, 전신 화상과 같은 수준의 관리가 필요하다.
- 약진 중에서는 가장 사망률이 높으며(약 20~30%) 특히 고령자나 당뇨병, 신장질환, 악성 종양 등의 기초질환이 있으면 사망 위험률이 높아진다.
- Stevens-Johnson 증후군(SJS)은 피부 표피박리 면적이 10% 미만인 경우를 가리킨다.
- 회복 후 눈 후유증을 최소화하기 위해서는 안과적 국소요법도 중요하므로 조기에 안과, 피부과가 있는 종합병원의 피부과로 소개한다.

감별

- 포도구균성 열상 피부증후군, 독성 쇼크 증후군, 심상성 천포창 등의 자가면역성 수포증

감별 포인트

- 눈, 입, 외음부를 진찰한다.
- 정상으로 보이는 피부를 마찰하면 표피가 쉽게 벗겨지는 Nikolsky 징후를 확인한다.
- 신속히 피부생검을 하여 표피괴사를 병리학적으로 확인한다.

1 치료

[전신요법]

① 정맥주사 루트 확보

② 스테로이드 펄스 요법. 메틸프레드니솔론(메도롤®) 500~1,000 mg/일, 3일간 투여. 펄스 요법 직후 부신피질 스테로이드 투여량은 프레드니솔론 환산으로 1~2 mg/kg/일을 투여하여 서서히 양을 줄여나간다.

③ 혈장 교환과 면역글로불린 대량 투여 등

[외용 요법]

① 처방예: 아즐렌술폰산나트륨[아즈놀® 연고, 100 g(점막진에 대해)], 바시트라신 프라지오마이신 황산염 배합[바라마이신® 연고, 250 g(미란의 2차 감염 예방)]

2 컨설테이션

① 힘들더라도 조기에 피부과 상담을 받는다Ⓐ. 우선 원인 약물을 중지한다. 발열이 있더라도 약물을 투여하지 않는다. 일반 혈액검사, 흉부 X선 사진 등 전신 화상에 준하는 검사를 한다Ⓑ. 조기에 입원하여 전신 관리를 할 수 있는 종합병원 피부과를 소개한다.

POINT 고열을 동반하고 눈, 입, 외음부에 발적 · 미란, 피부에 홍반 · 미란을 보인다면 중증 약진일 가능성을 고려하여 피부과 진료를 받게 한다.

Level 2

15 반복성이고 금세 벗겨지는 홍반

건선

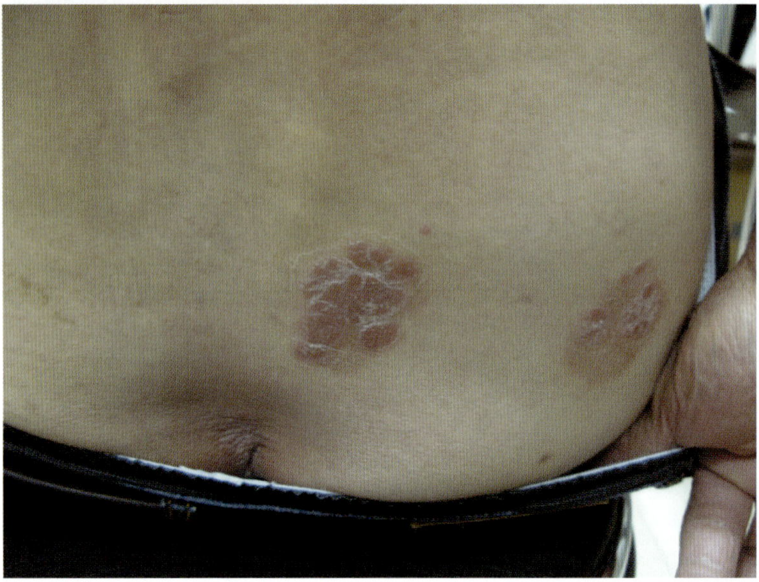

현재 병력

50세 남성. 고혈압으로 통원치료중. 몇 년 전부터 복부에 까슬까슬한 것이 생겼다. 좋아졌다가 나빠졌다가를 반복하여 상담을 받으러 왔다.

일반 임상의의 Approach

생각한 것

악화와 완화를 반복하며 피부가 쉽게 박리되기 때문에 건선이라고 의심되어 치료를 시작했다.

행동한 것

건선이라면 주위로 옮기는 일은 없다고 설명했다. 타칼시톨 수화물(본알파®) 연고를 처방했다.

이것이 알고 싶다

초기 치료의 약물(비타민 D 연고 · 스테로이드 외용이라고 들었는데) 사용법은 어떻게 해야 하는지 알고 싶다Ⓐ. 피부과 상담 타이밍을 알고 싶다Ⓑ. 피부과 상담을 받기 전에 해두어야 할 처치에 대해 알고 싶다Ⓒ. 백선과의 감별 포인트에 대해 알고 싶다Ⓓ.

피부과 의사의 Advice

피부소견
- 복부에 경계가 명료하고 표면에 인설이 붙어 있는 환상 홍반이 있다.
- 두꺼운 은백색 인설을 동반하는 경우가 많다.
- 인설을 문지르면 은백색의 낙설이 점점 벗겨진다.
- 촉진하면 표면이 거칠거칠하다.
- 일반적으로 가려움은 없다.
- 건선에 동반하여 관절염 증상을 초래하는 경우가 있다(건선관절염). DIP(distal inter phalangeal) 관절을 침범하는 말초형인 경우가 많다. HLA-Cw6과 관련이 있다.

감별
- 백선, 지루성 피부염, 만성 습진, 유건선, 편평태선, 모공성 홍색 비강진 등

감별 포인트
- 호발 부위는 머리카락이 덮이는 두부, 팔꿈치, 무릎, 허리 등이다.
- 병변은 다양한 크기의 홍색 판상 형태를 보이며 자잘한 은백색 인설로 덮여 있다.
- 병변을 긁거나 인설을 벗겨내면 쉽게 출혈된다(아우스피츠 징후).
- 지루성 피부염과의 감별이 어려운 경우가 있으며, 건선에 비해 지루성 피부염은 인설이 적고 좀더 급성으로 진행되며 습윤 경향이 있다.
- 손톱의 변화(점상함몰, 혼탁, 비후 등)를 보이는 경우가 있다.

1 치료

① 스테로이드 외용약 외용[예: 낙산프로피온산 베타메타손(안티베이트® 연고) 1일 1~2회 단순 도포](A).

② 활성형 비타민 D3 연고 외용[예: 칼시트리올(실키스® 연고), 타칼시톨(본알파® 연고), 칼시포트리올(도보넥스® 연고) 1일 2회 단순 도포](A).

③ 중등도 이상의 건선은 PUVA(psoralen ultraviolet A) 요법, narrow band UVB(ultraviolet B) 요법을 하는 경우가 많다.

④ 중증예인 경우는 사이클로스포린 내복[(산디뮨®) 3~5mg/kg/일], 에트레티네이트(치가손®)[1mg/kg/일로 시작해 0.3~0.5 mg/kg/일을 유지] 내복, 또는 PUVA(psoralen ultraviolet A) 요법과 병용하는 것도 유용하다.

⑤ 고(高)콜레스테롤혈증을 동반하는 경우가 많아 고콜레스테롤혈증에 대한 치료가 필요하다.

2 컨설테이션

① 건선이 의심되면 아무 치료도 하지 말고 피부과 의사에게 의뢰한다(백선과 감별하기 위해 현미경검사가 필요하기 때문)Ⓑ, Ⓒ. 치료를 하지 않은 상태에서 생검으로 건선의 특이적인 소견이 얻어지면 확정 진단을 내릴 수 있다Ⓓ.

POINT 만성이며 재발성 홍색 판상의 형태를 보이면 건선일 가능성을 고려한다.

Level 2

16 목과 겨드랑이가 다갈색을 띠고 거칠거칠하다

흑색 극세포증(흑색가시세포증)

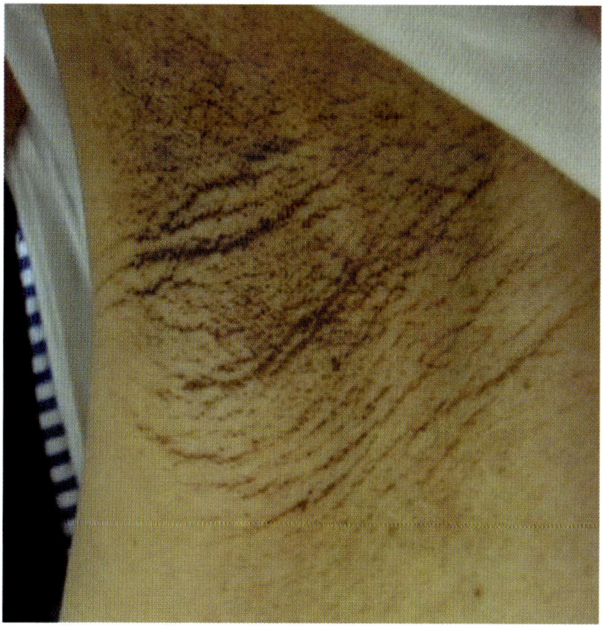

현재 병력

50세 남성. 고혈압과 비만을 동반하고 있으며, 당뇨병 때문에 소개를 받아 진료를 받으러 왔다. 내과적으로는 인슐린 저항성을 가진 2형 당뇨병 환자이다. 진찰을 하자 목과 목덜미, 겨드랑이에 거칠거칠함과 다갈색 피부병변이 보였으나 특별한 자각증상은 없다.

일반 임상의의 Approach

생각한 것 · 행동한 것

자각증상이 없어 별 문제가 없을 것으로 생각했지만 기초질환인 당뇨병과 관련된 병태로 흑색 극세포증이 강하게 의심되어 경과를 관찰하기로 했다.

이것이 알고 싶다

어떤 연고를 사용하는 것이 좋은지 알고 싶다Ⓐ. 진단시 주의해야 할 합병증이 무엇인지 알고 싶다Ⓑ.

피부과 의사의 Advice

피부소견

- 겨드랑이에 각질 비후에 의한 거칠고 흑갈색을 띤 경계가 불명료한 피부병변이 형성되어 있다.
- 겨드랑이, 목, 서혜부에 많다. 병리 소견은 유두종, 각질 비후, 색소 침착을 특징으로 한다. 흑색 극세포증이라는 병명이긴 하지만 극세포증(acanthosis)은 보이지 않는 경우가 많다.
- 당뇨병과 비만, 내분비 이상에 동반되는 양성형과 내장 악성 종양을 합병하는 악성형이 있는 것으로 알려져 있다.
- 악성형 흑색 극세포증에 주의해야하는데, 가려움을 동반하는 경우가 많고 위암의 합병증일 빈도가 높다. 이런 경우는 손톱 비후와 약화를 동반하는 경우도 많다. 내장질환의 피부표현으로, 내장 악성종양 검사, 특히 영상검사, 상부 소화관 내시경검사 등이 필요하다.
- 일본의 비만 소아의 경우 흑색 극세포증은 인슐린 저항성과 내당능 장애의 존재를 시사하는 유용한 임상소견이라는 보고도 있다.

감별 포인트

- 융합성 망상 유두종증(confluent and reticulated papillomatosis) 등: 체간에 회갈색 색소반, 각화성 구진 등이 나타나고 이들이 융합하여 그물 모양의 병변을 나타낸다.

1 치료

① 외용약은 효과가 없기 때문에 필요하지 않다. 너무 마찰되어 무르게 되면 요소 연고, 바셀린이나 아즈놀® 연고 정도를 처방한다Ⓐ.

② 기초질환 치료를 주로 한다. 비만이나 당뇨병이 있으면 치료한다Ⓑ.

③ 내장 악성 종양을 동반하는 경우는 종양 치료를 한다Ⓑ. 너무 가려워하면 외용 스테로이드나 항알레르기제를 처방한다.

- 처방예: 베타메타손 낙산 에스테르 프로피온산 에스테르(안티베이트®연고, 5 g) 1일 2회(겨드랑이), 클로베타손 낙산 에스테르(킨더베이트® 에스테르, 5 g) 1일 2회(목), 항알레르기제[펙소페나딘염산염(알레그라®, 60 mg/정)] 2정/일, 1일 2회

2 컨설테이션

① 겨드랑이에 흑갈색을 띤 병변이 있으나 표면에 인설을 동반하는 등 진균 감염을 합병하는 경우도 있어 진단을 내리기 어려울 때에는 피부과에 의뢰하도록 한다.

POINT 가려움을 동반한 흑색 극세포증을 본다면 손톱이나 두피도 진찰하여 내장 악성 종양인지 정밀 검사를 한다.

Level 2

17 피하에 탄력이 있는 응어리

표피낭종 · 염증성 표피낭종

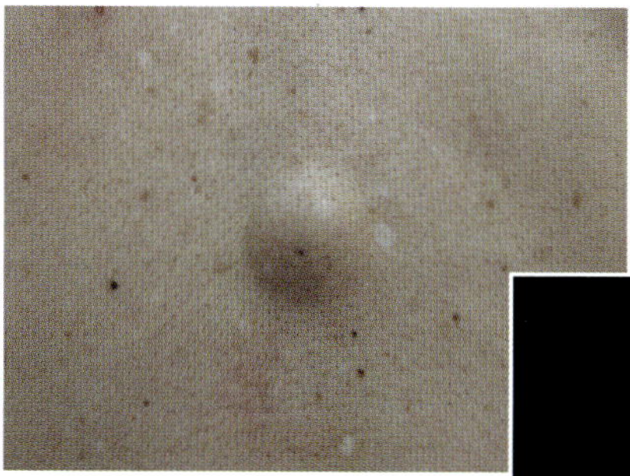

그림 A

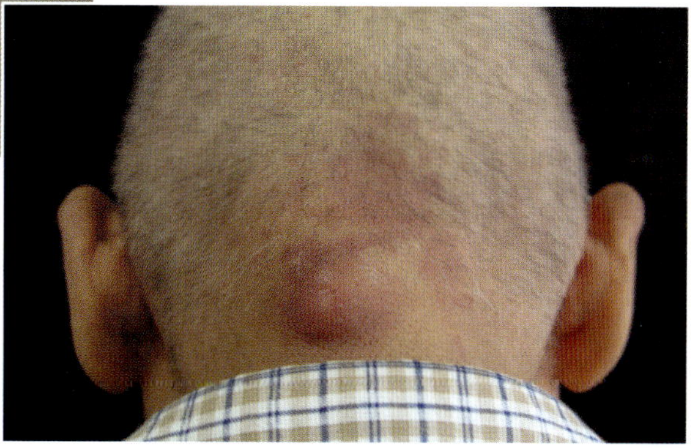

그림 B

현재 병력

70세 남성. 예전부터 등 가운데와 목에 작은 혹이 있었는데 목에 있는 혹이 붓고 아파서 진료를 받으러 왔다.

일반 임상의의 Approach

생각한 것

등 가운데에 있는 혹은 돔형이고 표면이 매끄러우며 탄력이 있고 손으로 잡으면 피부와 함께 움직인다(그림 A 참조). 목도 마찬가지인데 주위가 빨갛고 심한 압통이 있으며 파동감각이 느껴진다(그림 B 참조). 둘 다 중앙에 검은 점과 함몰이 있기 때문에 표피낭종이라고 판단되었다. 목은 세균 감염에 의한 염증성 표피낭종이 의심되었다.

행동한 것

목의 혹을 절개하자 하얀 끈끈한 물질과 노란 고름이 배출되었다. 그람 염색에서 양성구균이 발견되어 세파렉신(라리키신®)을 처방했다. 1주 정도 지나자 염증 소견이 없어졌다. 배양 결과는 코아귤라제 음성 포도구균이었다. 환자가 적출을 원했기 때문에 피부과를 소개했다.

이것이 알고 싶다

절개 시기와 적응에 대해 알고 싶다Ⓐ.

피부과 의사의 Advice

피부소견

- 등에는 돔형으로 융기된 피부색의 결절이 보이며 중앙에 흑점이 있다(그림 A 참조). 탄력이 있고 부드러우며 하부조직과의 가동성은 양호하다. 뒷목에도 같은 융기성 결절이 보이는데 표면 피부가 발적되어 있고 열감이 있으며 촉진을 했더니 파동감각이 느껴졌다(그림 B 참조).

감별 지방종, 모기질종, 결절성 근막염, 기저세포암, 절종 등

감별 포인트

- 표피낭종의 감별 대상으로는 지방종, 모기질종 같은 양성 종양부터 융기가 확실하지 않은 피하결절을 보이는 것으로는 결절성 근막염, 피하형 기저세포암 같은 악성 종양까지 감별 대상이 된다.
- 초음파 검사는 낭종성인 것이 확실해져 다른 질환과의 감별에 유용하다.
- 염증성 표피낭종인 경우에는 절종 같은 세균감염증 등이 감별 대상이 된다.

1 치료

① 표피낭종 자체는 양성이지만 간혹 2차 감염을 일으키기 때문에 염증이 없는 시기에 적출하는 것도 고려한다.

② 염증성 표피낭종인 경우에는 감염 관리가 필요하다. 절개 시기는 발적이 있더라도 단단한 상태라면 시기상조이며, 촉진에 의해 파동감각을 확인할 수 있고 내용물이 확실하게 액상이 되면 절개하는 것이 좋다고 판단된다Ⓐ. 등과 엉덩이 부위는 진피가 두꺼워서 파동감각을 확인하기 어려운 경우도 있으므로 주의가 필요하다. 절개선은 짧은 편이 좋으나 너무 짧으면 며칠 만에 자연 폐쇄되므로 어느 정도 충분한 길이가 필요하다. 또한 수술시에 수술흉터를 어떻게 남길 것인지를 고려하여 절개선을 정하는 것도 중요하다. 절개 당일은 압박 등에 의해 지혈을 꾀하고 배농이 끝날 때까지는 거즈 등으로 배농을 시킨다. 배농이 끝나 개방성 병변이 되면 항궤양제 등으로 치료한다.

③ 염증성 표피낭종인 경우의 내복약: 세프디닐(세프존Ⓡ, 100mg/캅셀) 3캡슐/일, 1일 3회, 매 식후

④ 절개 후 배농이 안정될 때까지는 세정+거즈 처치를 계속한다.

⑤ 배농이 안정되면 환부를 샤워 등으로 충분히 세정한 후에 바시트라신 프라지오마이신 황산염 연고(바라마이신Ⓡ 연고)를 도포하고 거즈로 보호한다.

2 컨설테이션

① 표피낭종은 환자가 원하면 절제 목적으로 피부과 의사에게 의뢰한다. 염증성 표피낭종일 경우 절개가 필요하면 그 후의 수술에 영향을 미치므로 피부과 의사에게 상담을 받는 것이 바람직하다.

POINT 표피낭종은 파동감각이 느껴지면 절개 처치를 고려한다.

Level 2

18 빨갛고 아픈 응어리

절종(종기)

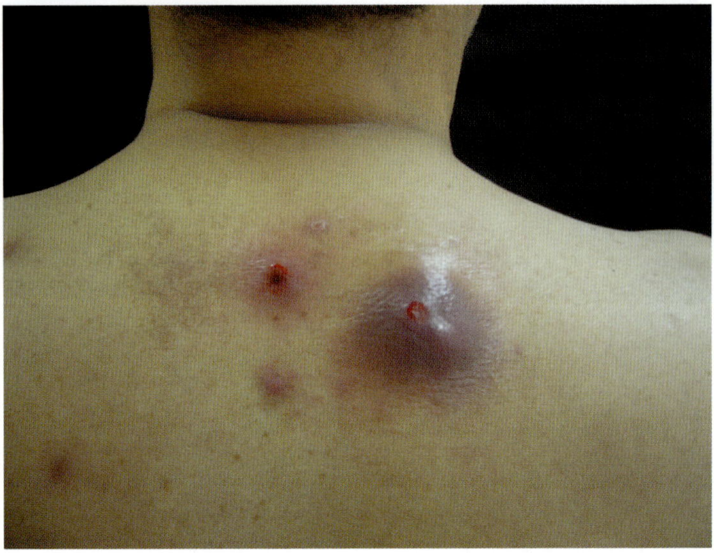

현재 병력

63세 남성. 등 가운데에 통증이 있는 응어리가 생겼는데 점점 커져서 진료를 받으러 왔다. 미열이 있다.

일반 임상의의 Approach

생각한 것

등 가운데에 빨갛게 부어오른 열감과 압통을 동반한 응어리가 있고, 표면에 흰 점이 보인다. 그 주위에도 작은 응어리가 있으며 모공을 중심으로 빨갛게 부어 있다. 모두 절종이라고 판단되었다.

행동한 것

작은 것은 살짝 눌렀더니 고름이 나왔다. 큰 것은 흰 점을 절개 배농했다. 그람 염색에서 양성 구균이 확인되어 세파렉신(라리키신®)을 처방했다. 배양 결과는 황색포도구균(methicillin-susceptible Staphylococcus aureus: MSSA)이었다. 검사에서 당뇨병으로 판명되었다. 치유되는 데 2주 정도 걸렸다.

이것이 알고 싶다

작은 병변을 절개했을 경우 삽입 거즈 사용법에 대해 알고 싶다Ⓐ.

피부과 의사의 Advice

피부소견

- 증례의 사진을 보면 등의 오른쪽 윗부분에 계란 크기의 종창이 있으며 열감이 있고 일부 삼출액을 동반한 홍반이 있다. 촉진을 했더니 경도의 압통이 있고 중앙에서 고름이 배출되었다.
- 하나의 모낭을 중심으로 한 표피 포도구균에 의한 감염증으로 홍색 소구진(모낭염)으로 시작하여 발적 · 종창 · 침윤되고 정점에 고름이 차서 자발통증 · 압통이 나타났다. 내용물이 배출되면 빠르게 치유된다. 부위에 따라 발열 같은 전신증상을 동반하는데 일반적으로는 국소의 동통만 있다.

감별 옹종, 염증성 표피낭종, 화농성 한선염, 봉와직염

감별 포인트

- 옹종: 여러 개의 인접한 모낭에 화농이 생기며 이것이 유합하여 계란 크기부터 손바닥 크기에 이르는 발적 · 종창 · 침윤성 융기 병변을 만든다. 그 위에 군데군데 고름배출관이 보이며 열감, 동통이 심하고 오한이나 발열 같은 전신증상이 심해진다. 화농은 심부까지 진행하여 조직괴사를 일으키며 고름이 있는 궤양이 생긴다. 등 · 엉덩이 · 허벅지 같은 피부 긴장이 강한 부분에 호발한다. 기초질환에 당뇨병이 있는 경우가 많다.
- 감염성 표피낭종: 반구상이며 홍반에 색얼룩이 있다. 점상 개구부가 보인다.
- 화농성 한선염: 겨드랑이, 유방, 둔부, 외음부에 나타난다.
- 봉와지염: 급속히 미란성으로 확대된다. 경계가 불명료. 모낭과 관계없이 나타난다.

1 치료

① 황색 포도구균에 대한 항생제 내복, 외용으로 대처한다. 발열 등 전신증상을 동반하는 경우는 정맥주사. 궤양화된 경우에만 절개 배농한다. 가능하면 세균 배양을 하여 감수성을 확인한다.

② 궤양화되지 않은 경우든 배농한 경우든 삼출액·농 부분을 중심으로 항생제가 함유된 연고를 도포하고 거즈로 보호한다.

③ 처방예 : 세프디닐(세프존®, 100 mg/캅셀) 3캡슐/일, 1일 3회 4일간 내복, 바시트라신(바라마이신® 연고, 10g) 1일 2회 외용 후 거즈 보호

④ 중증인 경우는 세파졸린나트륨(세파메딘 α®, 2g 키트) 2회/일, 점적정주

⑤ 절개 배농시에는 록소프로펜나트륨 수화물(록소닌®, 60 mg/정) 1정/회 내복, 동통이 있을 경우 1일 3정까지

⑥ 삽입 거즈 사용법은 아크리놀 수화물(아크리놀®액 10mL를 삽입 거즈에 적셔 절개부에 소식자를 사용해서 조금 채워지게 한다. 이후 상부에서 거즈로 보호한다Ⓐ.

2 컨설테이션

① 제 1선택약으로 증상이 나아지면 세균배양 결과를 토대로 외용, 내복약을 변경한다. 또한 중증시의 절개 배농을 고려한 경우는 피부과 의사의 진료를 받게 한다.

POINT 아프고 빨간 발진이 나타나면 세균감염성 질환을 의심하며, 첫 번째 선택은 항생제 내복과 외용을 한다. 절개 배농은 신중히 고려한다.

Level 2

19 갑자기 얼굴이 빨갛게 부었다

단독

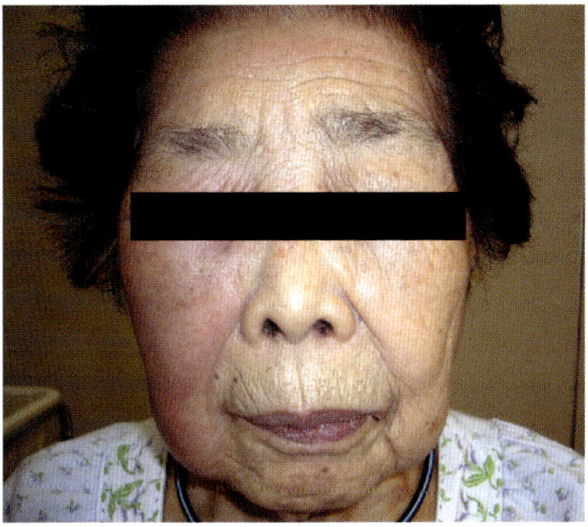

현재 병력

86세 여성. 특별한 기왕력은 없다. 오늘 아침 일어났을 때부터 38 ℃ 후반대의 열이 났다. 거울을 봤더니 얼굴이 빨갛게 부어 있어서 병원에 왔다.

일반 임상의의 Approach

생각한 것

오른쪽 뺨에 약간 단단하고 압통이 있는 경계가 명료한 홍반이 있다. 안면이나 두경부에 감염원이 될 만한 상처는 없었다. 급성 발병이며 호발부위이므로 A군 β 용혈성 연쇄구균이 원인인 단독일 것이라고 판단했다. 하지만 원인균으로 혹시 몰라서 포도구균도 염두에 두었다.

행동한 것

아목실린 클라브란산칼륨 배합(오구멘틴®, 375 mg/정) 3정/일, 1일 3회를 처방하고 통증이 심할 때나 열이 날 때에는 록소프로펜나트륨 수화물(록소닌®, 60 mg/정) 1정을 필요할 때 복용하라고 했다. 항생제가 효과를 발휘하여 순조롭게 경과가 진행된다면 모레쯤 열이 내리겠지만, 붉은기가 있는 범위가 확장되면 바로 다시 병원에 오라고 말하고 그럴 경우에는 입원 치료를 해야 할지도 모른다고 설명했다.

이것이 알고 싶다

증상이 눈에 확 띄는 질환이기 때문에 입원을 권했으나 환자가 입원하는 것을 원하지 않았다. 외래로 치료가 가능할까? 입원을 해야 하는 경우에 대해 알고 싶다Ⓐ. 그리고 진단을 내릴 수 있는 확실한 단서가 무엇인지 알고 싶다Ⓑ. 봉와직염과 어떻게 구별해야 하는지도 잘 모르겠다.

피부과 의사의 Advice

피부소견

- 오른쪽 뺨에 경계가 명확한 부종성 홍반이 있다.
- 같은 부위에 압통과 열감을 동반하는 경우가 많다.
- 대부분 갑자기 발병한다. 또한 얼굴이나 다리에 호발한다.
- 발열이나 오한 같은 전신증상을 동반한다.
- 진피를 병변의 기원으로 하는 화농성 염증성 질환이며, 주로 A군 β 용혈성 연쇄구균(S. pyogenes)이 원인인 경우가 많다.

감별 봉와직염, 괴사성 근막염, 대상포진, 접촉피부염

감별 포인트

- 발열과 함께 안면의 발적 · 종창을 보이면 단독을 고려한다.

1 치료

① 국소의 안정 및 세정

② 항생제 투여로 해열과 함께 발진도 경감

③ 항생제 투여

- 주사: 암피실린 수화물(ABPC, 빅실린®) 1 g, 1일 2회
  세파졸린나트륨(CEZ, 세파메딘 α®) 1 g, 1일 2회
- 내복: 아목시실린 수화물(AMPC, 사와실린®, 250 mg/캡슐) 4캅셀/일, 1일 4회
  세프디닐(CFDN, 세프존®, 100 mg/캅셀) 3캡슐/일, 1일 3회

2 컨설테이션

① 단독과 봉와직염의 차이는 병변의 경계가 분명한지, 융기되어 있는지에 따른다. 또한 용혈성 연쇄구균성인 것을 가리켜 단독이라고 말하는 경우도 있다. 실제로는 둘 다 임상적으로 구별하기 어려운 경우가 있다Ⓑ.

② 전신증상이 심할 경우 혈액검사 소견에서 염증 반응이 강양성일 경우는 입원 치료를 할 것을 권한다Ⓐ.

③ 족부·조갑백선이 원인인 경우도 있으므로 의심될 경우에는 피부과 의사에게 진료를 받게 한다.

POINT 갑자기 열이 나고 얼굴 또는 다리에 열감 · 종창을 동반한 홍반이 생기면 단독을 고려한다.

Level 2

20 발이 붓고 열이 난다

봉와직염(연조직염)

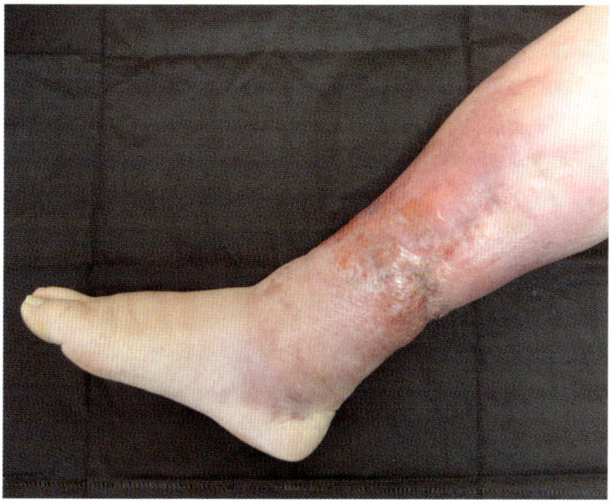

현재 병력

74세 남성. 15세 때 오른쪽 다리에 크게 화상을 입어 흉터가 있다. 10년 전부터 당뇨병 치료를 받고 있으며 지난 달 HbA1c는 7.5%였다. 이틀 전부터 오른쪽 다리에 부종과 열감을 느꼈으며 점차 범위가 확대되어 병원에 오게 되었다. 체온 37.8 ℃, 혈압 130/80, 맥박 80, 의식 청명

일반 임상의의 Approach

생각한 것

오른쪽 다리에 경계가 불명료한 홍반이 퍼져 있고 주위의 피부보다 단단하며 열감과 압통이 있다. 바이탈사인은 정상이며 괴사성 근막염 같은 중증 세균감염은 아닌 듯했고 봉와직염이라고 생각했다.

행동한 것

전신 상태가 양호하여 즉시 입원을 할 필요는 없지만 항생제는 경정맥적으로 투여하는 것이 좋을 것 같았다. 세프트리악손나트륨(로세핀®) 2g을 1일 1회 정맥주사하고, 매일 경과를 관찰하기로 했다. 만일 증상이 더 악화되면 피부과 의사에게 소개하기로 했다.

이것이 알고 싶다

좀더 심한 연부조직 감염증인 괴사성 근막염이나 감염성 괴저와 구별하기 위한 포인트에 대해 알고 싶다Ⓐ. 솔직히 말해서 명확히 감별할 자신이 없다.

피부과 의사의 Advice

피부소견

- 오른쪽 다리에 경계가 불명확한 광범위한 홍반, 단단한 침윤, 종창을 동반하며 압통 및 자발통증도 동반한다. 국소 열감으로 시작해 빠르게 강한 침윤이 된다. 결국 중앙 부위가 연화되어 파동감각을 동반한 농양을 형성하는 경우도 있다. 촉진으로 압통이 있는지 반드시 조사한다.
- 원래 림프 부종이나 정맥류가 있을 때는 주의가 필요하다. 이 증례는 오른쪽 다리 안쪽에 오래된 흉터가 있고 그로 인해 정맥 울체가 생기기 쉽다.

감별 단독, 림프관염, 심부 정맥혈전증(deep vein thrombosis: DVT), 울체성 지방층염, 괴사성 근막염, 혈전성 정맥염, 결절성 홍반, 대상포진, 곤충교상 등

감별 포인트

- 단독은 경계가 명확하고 진피의 A군 β 용혈성 연쇄구균 감염증으로 표현되지만 원인균의 분리와 감별이 어렵다. 다리뿐 아니라 국소 림프절을 촉진하여 림프관염이 합병되었는지 진찰한다.
- 종창이 심하지만 열감이 없을 때에는 DVT도 감별 대상이 된다.
- 대상포진이 의심되는 소수포가 없는지 자세히 살펴본다.
- 결절이 여러 개 있고 양쪽에 홍반이 있을 때에는 결절성 홍반을 고려한다.

1 치료

① 매일 통원을 하면 다리의 안정을 취하기 어려우므로 입원을 한다.
② 안정, 환부의 거상, 국소 냉각
③ 항생제를 투여하기 전에 되도록 삼출액 등으로 세균배양을 해둔다.
④ 암피실린 수화물(빅실린®) 2 g, 1일 2회, 정맥주사 또는 세파조린나트륨(세파메딘 α®) 1 g, 1일 2회, 정맥주사
⑤ 중증도나 체중 등을 고려하여 조절한다.
⑥ 염증이 없어지더라도 원래 정맥류나 울체가 있을 때에는 재발하는 경우가 많으므로 탄성 스타킹을 사용하는 등의 생활지도를 한다.

2 컨설테이션

① 단순한 발적·종창뿐만 아니라 표면에 수포, 출형성 수포, 괴사를 보이거나 국소에 파동감각이 느껴질 때에는 염증이 더 심해져 궤양이 되는 경우도 있으므로 입원치료를 포함한 피부과 진료 의뢰를 해야 한다.
② 림프관을 따라 생긴 홍반이 확대되는 경우도 증상이 심하므로 의뢰한다.

③ 괴사성 근막염은 자반과 수포, 출혈성 수포가 있고 전신 증상이 좀더 심하다. 우선 채혈을 하여 CBC와 염증 반응과 CPK를 확인한다. 유성 펜으로 병변의 범위를 표시하여 급속히 확대되고 있는지 주의해서 볼 필요가 있다Ⓐ.

POINT

다리의 봉와직염은 족부백선 합병이 많으므로 KOH 검사를 하고 염증이 개선되고 나면 치료한다.

Level 2

21 인두통과 전신의 피부발진

용혈성 연쇄구균 감염증

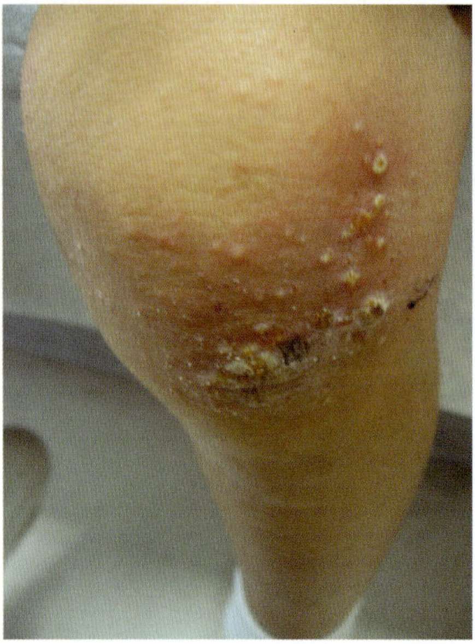

현재 병력

5세 남자 어린이. 2일 전부터 39 ℃ 대의 열이 났고 인두통이 있었다. 유치원에 다니고 있지만 주위에 유행하고 있는 병은 없었다. 증상이 나아지지 않고 다리에 피부병변이 생겨 병원에 오게 되었다. 백태를 동반하며 편도가 부어 있었고 혀에도 발적이 있다.

일반 임상의의 Approach

생각한 것 · 행동한 것

우선 발열 · 백태를 동반한 편도 종대가 나타났고 이후에 발진을 보였기 때문에 용혈성 연쇄구균 감염증을 의심하여 용혈성 연쇄구균 쾌속 진단 키트 검사를 했으며 결과는 양성이었다. 용혈성 연쇄구균 감염증에 동반된 발진이라 생각하고 AMPC[아목시실린 수화물(사와실린®) 1일 20~40 mg/kg을 3~4회] 내복을 10일분 처방했다.

이것이 알고 싶다

피부발진의 원인이 용혈성 연쇄구균이라 진단하고 치료했는데 피부발진이 나타났을 경우에는 용혈성 연쇄구균에 동반된 것인지, 약물에 의한 것인지 구별하려면 어떻게 해야 하는지 알고 싶다Ⓐ. 약물사용을 계속해야 하는지 중지해야 하는지는 어떻게 판단하는지 알고 싶다Ⓑ. 바르는 약을 사용해야 하는지도 알고 싶다Ⓒ.

피부과 의사의 Advice

피부소견

- 왼쪽 무릎에 주위에 홍반을 동반한 쌀알 반톨 만한 크기의 농포가 산재 · 다발되어 있다. 일부는 흑색 가피가 붙어 있다.
- 피부의 농포로 배양을 한다. 구강점막을 진찰하여 항생제를 투여하기 전에 인두 배양을 하는 것이 바람직하다.

감별 단순헤르페스, 대상포진, 전염성 농가진

감별 포인트

- 발열을 동반하고 있을 경우에는 전신성 감염증이다. 전염성 농가진은 열이 나는 경우가 드물다.
- ASO(antistreptolysin-O, 항스트렙토리신-O) 검사와 소변 검사도 주의깊게 본다.
- 헤르페스 감염증과 감별하기 위해서는 Tzanck test를 시행한다.

1 치료

① 국소는 전염성 농가진에 준하여 비누 세정과 항생제 연고를 외용한다Ⓒ.

② 내복 페니실린계나 세펨계가 제1선택약이다.

③ 이 증례의 경우는 인두 및 농포에서 용혈성 연쇄구균이 배양되었다.

④ 약진은 피부발진이 좌우 대칭성으로 분포되어 나타난다. 사진에서 보이는 농포는 외상 부위 등에 많아 용혈성 연쇄구균의 2차 감염인 경우가 많다Ⓐ.

⑤ 홍반이 생긴 경우는 항알레르기제 내복을 병용한다. 우선 용혈성 연쇄구균 감염증을 치료하는 것이 먼저이지만 안검, 결막, 구순, 음부, 항문 주위 등 피부점막 개구부에 동시에 점막병변이 생긴 경우는 약진일 가능성도 고려하여 항생제를 바꾸는 것도 고려한다Ⓑ.

- 세프디닐(세프존®) 10 mg/kg/일, 1일 3회, 5일간
- 겐타마이신황산염(겐타신®, 10 g) 1일 1회, 입욕 후 거즈에 발라서 사용

2 컨설테이션

① 열이 나는데다가 주위에 홍반을 동반한 농포가 있으면 국소에 용혈성 연쇄구균 감염증을 동반하는 경우가 있다.

② 피부병변 때문에 진단이 어렵다면 피부과 의사에게 진료를 의뢰한다.

POINT 농가진 같은 병변이며 주위에 홍반을 동반한 농포가 많이 생겼다면 용혈성 연쇄구균 감염증을 의심하며 구강 내도 진찰한다.

Level 2

22 이봉성 발열 · 구강 내와 전신의 반점

홍역

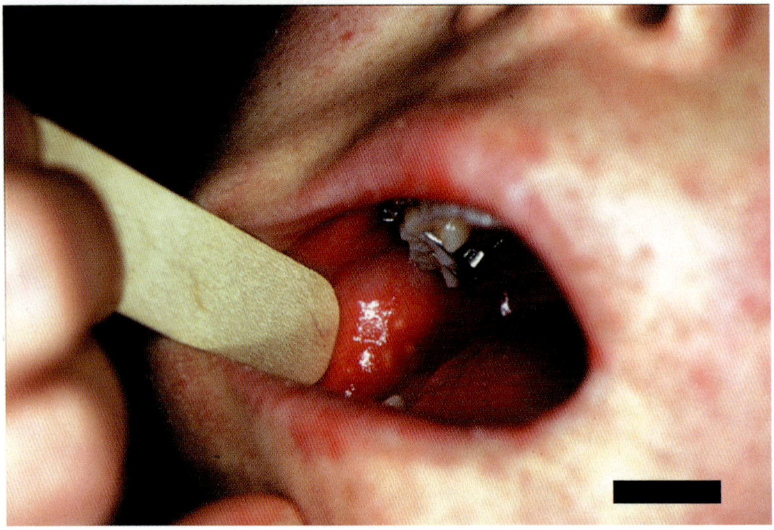

현재 병력

5세 남자 어린이. 3~4일 전부터 38 ℃ 대의 발열 · 기침 · 콧물이 났으나 어제 열이 내렸다. 하지만 오늘부터 다시 열이 났고 발진도 생겨서 병원에 오게 되었다.

일반 임상의의 Approach

생각한 것

얼굴과 체간을 중심으로 홍반이 지도상으로 융합하여 광범위하게 보였다. 입안점막에 Koplik 반점이라 여겨지는 점상의 백색반이 있어 홍역이라 생각했다. 어릴 적 백신 부작용이 무서워 홍역 백신을 접종하지 않았던 것 같다.

행동한 것

식욕 부진은 있지만 수분은 섭취 가능하며 의식도 정상이어서 홍역에 관한 질환에 대해 설명하고 자택에서 대증요법을 하기로 했다. 해열 후 3일까지는 유치원에 보내지 말라고 했다. 대기실에 14개월 된 남자 아이가 있었는데 MMR 백신을 받지 않은 상태였기 때문에 서둘러서 MMR 백신을 접종하라고 권했다.

이것이 알고 싶다

어린이는 비교적 건강한 경우가 많고 따라서 발열시기가 불명확한 경우나 발진 이외의 증상이 드물 때 어떻게 진단을 내려야 할지Ⓐ, 또한 진단을 내리기 어려울 때의 출석 정지 조치에 대해Ⓑ 알고 싶다.

피부과 의사의 Advice

피부 · 점막소견

- 홍역 바이러스에 의한 감염증이다. 비말 감염에 의해 이환된다. 전염성이 매우 강하다(90 % 이상).
- 대부분 6개월 이상의 영유아부터 10대까지 발병한다. 2세 이하가 60 % 이상, 최근에는 성인(18세 이상)도 홍역에 걸려 문제시되고 있다. 잠복기는 10~14일.

〈카타르기〉

- 38 ℃ 전후의 발열, 감기와 유사한 증상(기침, 재채기, 콧물, 가래 등)과 안구 결막의 충혈, 눈곱이 끼며 3~5일 후에 1차 해열된다. 카타르기의 분비 점액이 강력한 감염원이 된다.
- 카타르기가 끝날 무렵부터 발진이 나타나기 전후의 며칠 동안 구강 점막에 Koplik 반점Ⓐ(점상 백색 반점)이 나타나 진단의 단서가 된다.

〈발진기〉

- 1차 해열 후 고열(39 ℃ 이상, 3~4일)을 동반하며(이봉성 발열), 발열과 함께 얼굴(볼), 목, 귀에 크기 2~5 mm 정도의 작은 반점이 나타난다. 이 홍반은 일부 건강한 피부를 남기고 융합되기 때문에 부정형의 홍반 병변을 형성한다. 이후 체간과 사지에 2~3일에 걸쳐 전신으로 확대된다. 발진기에는 식욕 부진, 위장 장애, 설사 등이 나타나고 검사에서는 백혈구(림프구) 감소, 간기능 장애 등에 주의한다.

〈회복기〉

- 회복기에 들면 빠르게 열이 내리고, 발진은 인설을 동반하며 개선되고 경도의 색소 침착을 남긴다.
- 합병증에 주의할 필요가 있으며, 발진기에는 탈수와 간 장애, 폐렴, 뇌염, 심근염의 합병, 중이염이나 크루프 등에 주의한다. 폐렴, 뇌염으로 사망하는 예도 있다. 지연성 합병증으로 아급성 경화성 전뇌염(예후 불량)도 있는 것으로 알려져 있다.

감별 약진, 풍진, 다형 홍반, 전염성 홍반, 성홍열, 돌발진 등

감별 포인트

- 홍역은 발진의 특징 외에 특유의 임상경과(카타르기 · 발진기 · 회복기)와 Koplik 반점이 나타난다는 것을 알아두면 약진과 기타 바이러스성 질환과의 감별에 유용하다Ⓐ.

1 치료

① 홍역에 특별한 치료약은 없다. 안정을 취하고 발진기에는 탈수를 예방(수액)하는 등 대증요법이 중심이다. 중증인 경우에는 감마글로불린 제제를 투여한다.

② 일본에서는 2007년 봄 무렵에 10~20대 연령층에서 홍역이 유행하여 사회적으로 문제가 되기도 했다. 예방접종의 중요성이 강조되고 있다.

2 컨설테이션

① 발열을 동반한 전신의 홍반, 발진으로 진단을 내리기 어렵다면 약진에서도 발열을 동반하는 경우도 있기 때문에 피부과 의사에게 진료를 받게 한다.

② 소아의 경우 홍역이라고 진단했을 경우 비교적 건강한 어린이라도 홍역은 전염성이 강하기 때문에 학교 전염병의 출석정지기간을 참고하여 적어도 해열 후 3일 간은 출석을 정지하는 것이 기본이다Ⓑ. 다시 등교를 하게 되더라도 경도의 간기능 장애 등이 남아있을 가능성이 있으므로 심한 운동 등은 제한하기도 한다.

POINT 카타르 증상, 전신의 지도상 홍반, Koplik 반점이 보인다면 홍역을 고려한다.

Level 2

23 혀가 하얗게 되고 아프다

구강 칸디다증

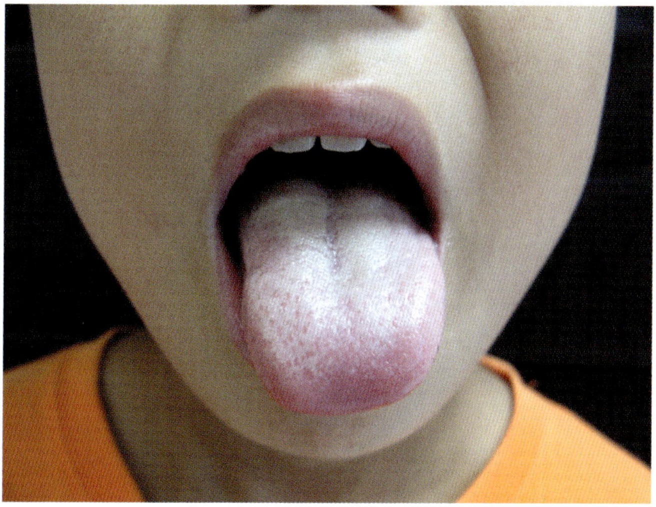

현재 병력

5세 남자 어린이. 기관지 천식 발작이 여러 번 나타났고 발작 시기에는 집에 있는 네뷸라이저로 부데소니드(풀미코트® 흡입액)와 크로모글릭산나트륨(인타르® 흡입액)을 흡입했다. 1개월 전부터 발작이 있어 흡입을 재개하고, 2주 전부터는 세균성 기관지염을 합병하여 세프디토렌피복실(메이액트 MS® 세립)을 1주 동안 내복했다. 재진시 기관지염은 치유되었지만 혀가 하얗게 되었고 식사시 통증을 느낀다고 했다.

일반 임상의의 Approach

생각한 것

혀의 대부분이 백태로 덮여 있다. 솔직히 말하면 혀의 백태는 칸디다증밖에 떠오르지 않았는데 스테로이드 흡입과 항생제를 복용한 병력이 있어 칸디다증이 맞을 것이라고 생각했다.

행동한 것

부데소니드(풀미코트®)를 흡입한 후에 깨끗하게 양치를 하도록 지도했다. 치료약은 암포테리신 B(판기존® 시럽) 4 mL/일, 1일 4회를 1주 일분 처방했다. 혹시 몰라서 시드스와브®로 설태를 채취하여 진균배양을 의뢰했다.

이것이 알고 싶다

국소 요법은 양치만 하는 것으로도 괜찮은지 알고 싶다Ⓐ. 내복약 적응에 대해 알고 싶다Ⓑ.

피부과 의사의 Advice

피부 · 점막소견

- 혀 표면에 쉽게 벗겨지는 백태가 붙어 있고, 벗겨내고 나면 그 아래가 발적된다.

감별 구강 편평태선, 백색판증, 아프타성 구내염, 설암, 악성 빈혈에 동반되는 헌터 설염, 이식편대숙주병, 지도상혀 등

감별 포인트

- 감별시 중요한 점은 닦아봤을 때 제거가 가능하고 제거 후 점막에 발적이 나타나는지를 보는 것인데 발적이 되면 칸디다증일 가능성이 높다.
- 칸디다는 구강 상재균 중 하나로 배양시 건강한 사람의 구강에서도 종종 검출된다. 하지만 면역 저하에 의한 기회감염이나 이번처럼 균교대현상 등에 의한 균수의 증가로 병원성을 발휘하여 발병한다. 따라서 구강 칸디다증을 봤을 경우 그 발병에 관여했을 것으로 여겨지는 기초질환이 있는지도 살펴볼 필요가 있으며, 때로는 AIDS 발견으로 이어지는 경우도 있다(그림 참조).
- 앞서 말한 것처럼 칸디다는 구강 내 상재균이라는 점에서 진균배양검사는 임상증상과 함께 판단되어야 하며, 그보다 좀더 신속하고 확실한 것은 KOH 검사로 가성균사와 출아형포자를 확인하는 것이다.

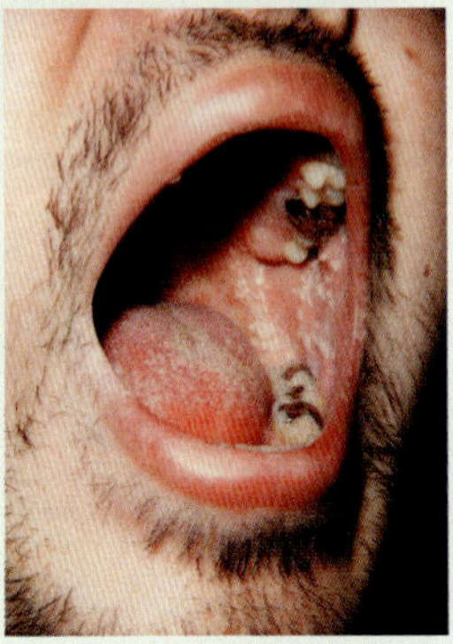

그림 AIDS 환자에게서 나타나는 구강 칸디다증

1 치료

① 겔제, 연고 도포나 액제 양치 등의 국소요법이 중심이지만, 최근에는 적응증에 사용 가능한 캅셀제와 액제도 등장하여 난치 증례에 사용되고 있다Ⓑ.

② 암포테리신 B(판기존® 시럽, 100 mg/mL) 소아의 경우 1회 50~100 mg을 1일 2~4회 내복(소화관에서 거의 흡수되지 않음), 또는 1회 50배 정도로 희석하여 2~4회 양치한다.

③ 미코나졸(플로리드® 겔) 10~20 g/일, 1일 4회(지용성이 높아 경구투여해도 장관에서 거의 흡수되지 않음).

④ 구강케어로 보습, 의치 청소, 설태 제거(거즈를 사용해 손으로 하거나 혀브러시)를 하는 것도 고려한다Ⓐ.

⑤ 이상의 방법으로도 낫지 않는 경우는 전신요법으로 이트라코나졸(이트리졸® 내복액 1%,

10 mg/mL) 200 mg 1일 1회 공복시 내복한다(투여시에는 합병증·병용약에 주의할 것).

2 컨설테이션

① 혀 외에 피부에도 병변을 동반하는 경우 기초질환 발견으로 이어질 가능성도 있으므로 피부과 의사의 진료를 받는 것이 좋다.

POINT

혀에 쉽게 벗겨지는 백태가 끼어 있고 벗겨냈을 때 그 아래가 발적되는 경우에는 구강 칸디다증일 가능성이 높다.

Section

2

감별에 요령을 요하는 증례

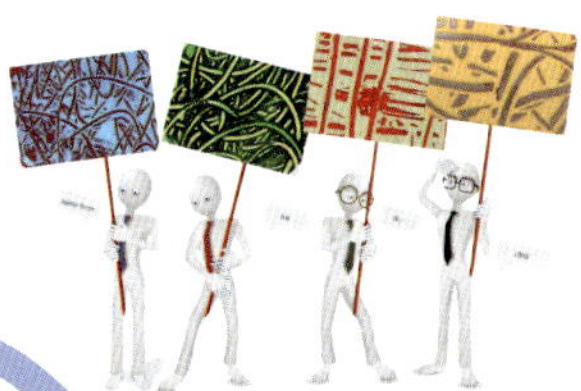

01 대상포진 초기인가? 접촉피부염(파스 부작용)인가?

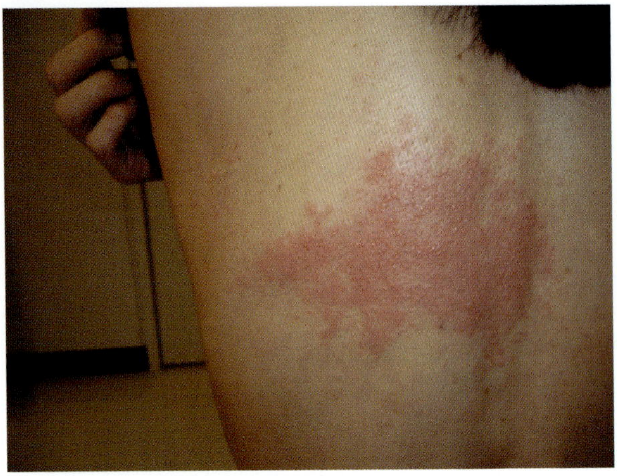

현재 병력

50세 여성. 왼쪽 등 부분의 동통으로 3일 전에 외래 진료를 받았다. 시진, 청진, 타진, 촉진상으로 이상이 없어 경과를 관찰하기로 했다. 이후 그 부위에 파스를 붙였는데 동통이 심해지고 붉어져서 다시 병원에 왔다. 환자의 말로는 처음엔 발진이 없었기 때문에 파스 때문에 부작용이 생긴 것이라고 생각했다고 한다.

일반 임상의의 Approach

생각한 것

환자의 말대로 파스 때문에 생긴 접촉피부염일 가능성도 있지만 붉은 부분을 잘 살펴보면 옅은 홍색의 소수포(지름 3~4 mm)가 선상으로 나열되어 있다. 일부에는 황색 수포(농포?)도 보인다. 체간 한쪽에만 동통을 동반한 수포가 생긴 것으로 보아 대상포진이라고 생각되었다.

행동한 것

동통에 대해 록소프로펜나트륨 수화물(록소닌®)을 처방함과 동시에 항바이러스제를 처방했다. 고혈압성 신경화증에 의해 경도의 신장 기능 장애가 있기 때문에 발라시클로버염산염(발트렉스®)은 일반적인 양인 3,000 mg보다 양을 줄여 1,500 mg을 투여하기로 했다.

이것이 알고 싶다

임상적으로 수포의 유무가 확실하지 않은 경우도 자주 경험하게 되는데, 초기 진단시의 포인트와 주의사항에 대해 알고 싶다Ⓐ.

피부과 의사의 Advice

진단 대상포진

감별 포인트

- 대상포진은 피부병변과 신경통이 모두 말초신경의 지배 영역을 따라 분포한다. 같은 지배영역에서 피부병변이 없는 부위에도 신경통을 느끼는 것이 특징이다Ⓐ. 접촉피부염도 소수포가 생기는데 분포가 말초신경의 지배영역과 일치하지 않기 때문에 감별이 가능하다. 동통이 선행되는 대상포진의 경우 정형외과적 질환을 고려하여 파스를 붙인 후에 대상포진의 발진이 생기는 경우가 있는데, 이 경우 파스에 의한 접촉피부염(그림 참조)으로 오해하는 경우가 있으므로 문진시 헷갈리지 않도록 주의할 필요가 있다.

피부소견

- 왼쪽 가슴에서 등까지 대상(띠 모양)으로 홍반성 기저부를 가진 군집성 소수포가 보이며, 동 부위의 말초신경통을 동반한다(대상포진에서 나타나는 발진의 특징은 여러 개의 발진이 모인 것이 드문드문 분포하는 것으로 대상포진에서 나타나는 피부병변의 특징이다).
- 스테로이드 내복중이거나 고령자의 경우 가렵기만 하고 동통이 없는 경우가 있다.
- 동통이 지속되고 불가역성인 '대상포진 후 신경통'으로 이행하는 경우가 있다.
- 안면의 증례: 눈 주위에 병변이 있을 경우 헤르페스 각결막염을 합병하는 경우가 있다. 외이도에 병변이 있을 경우(Ramsay-Hunt 증후군) 안면신경 마비가 나타나는 경우가 있다.

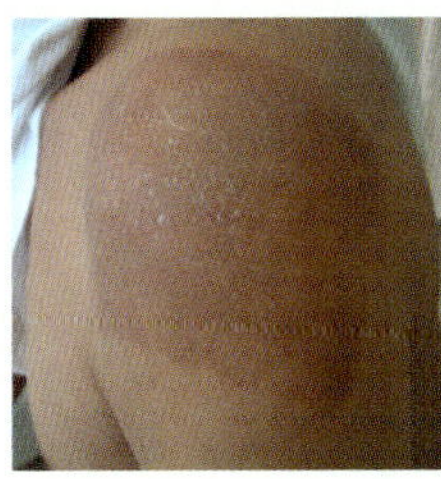

그림 파스에 의한 접촉피부염

1 치료

① 발병으로부터 1주일 이내라면 항바이러스제(주사·내복)가 효과적이다. 동통 컨트롤도 병행한다.

- 처방예(내복): 발라시클로버염산염(발트렉스®) 6정/일, 1일 3회(보험은 7일 동안만 적용됨), 록소프로펜나트륨 수화물(록소닌®) 3정/일, 1일 3회, 메코발라민(메티코발®) 3정/일, 1일 3회
- 처방예(외용): 바시트라신 프라지오마이신 황산염 배합(바라마이신® 연고) 1일 2회, 처음에는 동통이나 합병증 경과를 보기 위해 주 2회 정도 진찰하는 것이 바람직하다. 1주일 이상 경과될 경우 동통 컨트롤만 하고 경과를 본다.

② 동통이 심한 증례나 안면에 병변이 있어 합병증이 생길 가능성이 있는 경우는 입원을 하여 안정을 취하고 항바이러스제를 주사하는 것이 좋다.

- 처방예(주사): 아시크로버(조비락스®) 1A+생리식염수 100 mL, 1일 3회

③ 피부병변이 치유되더라도 말초신경염에 의한 동통이 한동안 지속되는 경우가 많다.

2 컨설테이션

① 고열이나 범발성 발진(단발성 병변이 전신에 산재)이 있는 경우 뇌염이나 척수 장애를 일으키는 경우가 있으므로 피부과 의사의 진료를 받게 한다.

② 잠을 자지 못할 정도로 동통이 심한 경우에는 스테로이드 내복을 병용하거나 통증컨트롤을 할 필요가 있으므로 피부과 의사의 진료를 받게 한다.

POINT 홍반성 기저부를 가진 소수포 · 소궤양이 함께 몰려서 나타나면 대상포진을 고려한다.

02 옴인가? 습진인가?

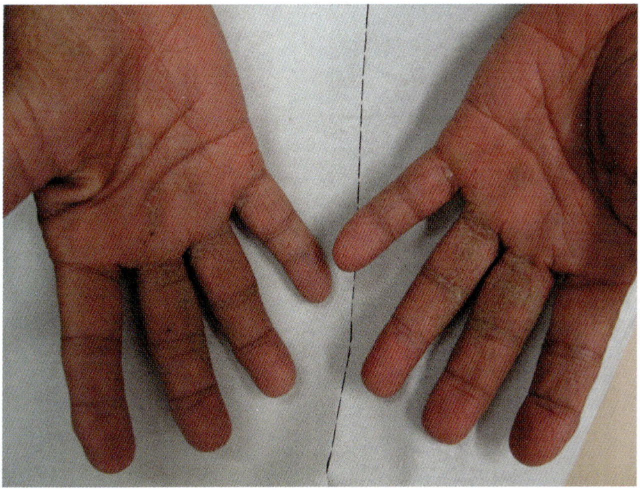

현재 병력

48세 남성. 요양시설에 근무하는 직원. 2~3주 전부터 손에 가려움을 동반한 습진이 생겼다. 1주일 전에 시판 스테로이드제 연고를 구입하여 발랐으나 오히려 더 퍼졌다.

일반 임상의의 Approach

생각한 것

양손의 손가락 밑부분을 중심으로 미란 · 가피 · 인설이 있다. 언뜻 보기에는 습진 같지만 잘 보면 병변이 손의 주름과 손가락 사이에 두드러져 있어 일반 습진과는 달라 보였다. 스테로이드 연고를 사용했는데도 악화되었다는 점에서 습진이라고 보기는 어렵다. 요양시설에 근무하고 있기 때문에 혹시 옴이 아닐까 하는 생각이 들었다.

행동한 것

옴이라면 즉시 진단을 내리고 치료를 시작할 필요가 있기 때문에 피부과에 소개했다. 만일 바로 진료를 받을 수 없다면 그 전까지 다른 사람과 직접 접촉하는 것을 피하고 타올이나 침구를 공용하지 말아야 하며, 외용약으로는 크로타미톤(오이락스® 크림)을 처방했다.

이것이 알고 싶다

피부병변을 보고 옴이라고 판단할 수 있는 포인트가 무엇인지 알고 싶다Ⓐ. 옴이 발생하면 주간보호소나 단기보호소 등 시설에서 어떻게 대응해야 좋은지에 대한 질문을 자주 받는데 어떻게 대답해야 할지 알고 싶다Ⓑ.

피부과 의사의 Advice

진단 옴

감별 습진, 접촉피부염, 아토피성 피부염 등

감별 포인트

- 상기 질환도 옴과 같은 피부증상을 보여 시진만으로는 감별하기 어려운 경우가 많다. 하지만 옴의 경우는 수도(옴진드기 굴)라는 작게 융기된 선 모양의 병변이 손에 나타나기 때문에 진단적 가치가 높다Ⓐ. 또한 손이 아닌 다른 부위에도 병변이 있는지 확인한다. 복부나 대퇴부에 산재된 홍색 구진, 음부 · 겨드랑이에 생긴 적갈색 결절이 특징적이다.
- 옴의 원인은 옴진드기 기생에 의하며 현미경 검사에서 옴진드기 충체, 알, 알이 있던 껍질 등을 확인할 수 있으면 확정 진단을 내릴 수 있다. 그림은 옴진드기의 충체.

피부소견

- 양 손가락, 손바닥에 인설, 가피, 일부 미란이 보인다. 손가락의 병변은 각화된 것으로 보인다.

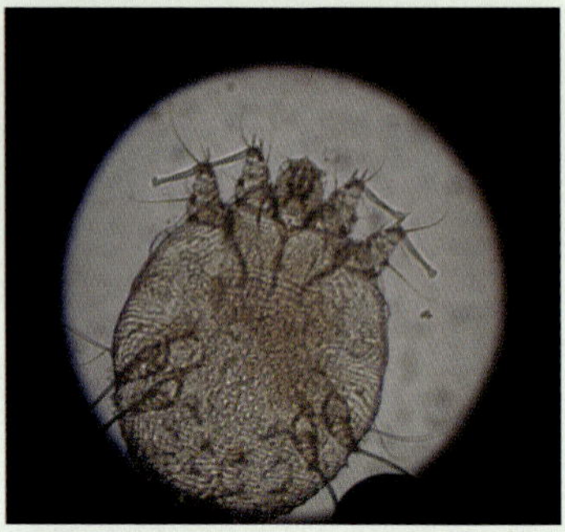

그림 옴진드기

1 치료

① 크로타미톤(오이락스® 크림), 감마 BHC 제제(1%의 감마 BHC 백색 바셀린 연고로 사용), 안식향산 벤질제제(12.5%~35%의 로션으로 사용) 등을 외용한다. 감마 BHC 제제나 안식향산 벤질제제는 원내 제제로 조합하여 사용한다.

② 이벨멕틴(스트로멕톨®)이라는 경구약을 처방하는 경우도 있다. 투여량은 1회 200 μg/kg, 일반 옴인 경우는 1~2회, 각화형 옴(소위 말하는 노르웨이 옴)인 경우는 1~여러 회, 투여 간격은 1주일 정도가 적당하다.

③ 옴은 각화형 옴이라 불리는 중증형과 일반 옴의 두 가지로 나뉜다. 각화형 옴은 감염력이 강하기 때문에 격리가 필요하지만, 일반 옴은 격리까지 할 필요는 없으며 시트 교환이나 청소 같은 일반적인 방법으로도 된다. 감염 방지 대책은 병형에 따라 다르므로 유의한다Ⓑ.

2 컨설테이션

① 요양시설 등에 종사하는 사람이며 손의 습진이 잘 낫지 않는 경우는 옴일 가능성을 고려하여 피부과 전문의에게 소개한다.

POINT 수도(옴진드기 굴)라 불리는 작게 융기된 선 모양의 병변이 손에 생겼다면 옴을 의심한다.

03 체부백선인가? 습진인가??

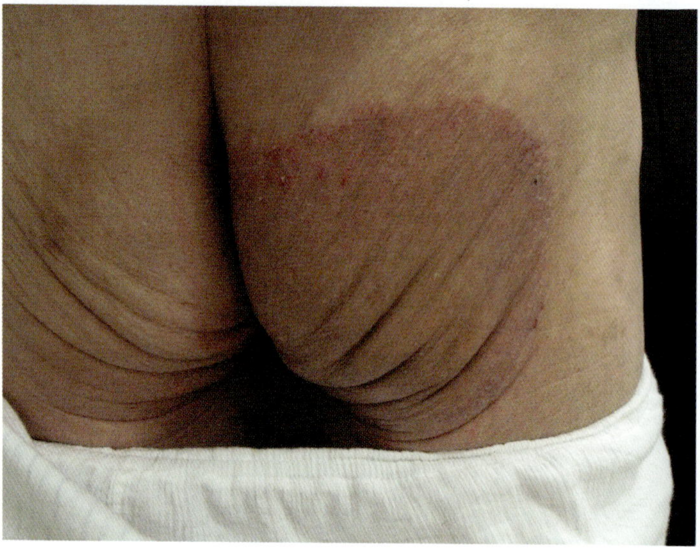

현재 병력

76세 남성. 뇌출혈 후유증과 고혈압으로 통원치료중. 정기 통원시 오른쪽 둔부의 가려움과 피부발진이 있었다. 더운 여름철인데다가 기저귀를 사용하는 환자였기 때문에 둔부에 땀이 많이 찼던 것 같다.

일반 임상의의 Approach

생각한 것

오른쪽 둔부 전체에 가려움과 인설을 동반한 홍반이 있다. 체부백선 또는 습진이 의심되었다. 육안상으로는 어느 것인지 판단하기 어려웠기 때문에 병변의 일부를 핀셋으로 벗겨내 KOH 검사로 확인하기로 했다.

행동한 것

KOH 검사에서 가늘고 긴 균사가 발견되어 체부백선이라 생각하고 테르비나핀염산염(라미실® 크림) 외용을 시작했다. 또한 둔부를 청결하게 유지하기 위해 입욕 횟수를 늘리라고 제안했다.

이것이 알고 싶다

가려움과 발적이 심한 경우는 스테로이드 외용을 먼저 하는 것이 좋은지 알고 싶다Ⓐ. 항진균제 크림과 연고를 어떻게 구분해서 사용하는지에 대해 알고 싶다Ⓑ.

피부과 의사의 Advice

진단 체부백선

감별 포인트

- 습진과의 감별은 임상적으로 구진, 소수포가 변연에 환상(고리형)으로 나열되어 있고, 중심부에는 치유 경향을 보이기 때문에 체부백선(완선)이 더 의심되었다. 최종적으로는 KOH 검사로 진균 균사를 확인하여 진단한다. 한편 체부백선은 임상증상으로 원인균(이 경우는 Microsporum canis)이 추정되는 경우가 있다(그림 참조). M. canis에 의한 체부백선의 경우 고양이에 의해 감염되었음을 나타내며 재감염을 방지하는 의미에서 그에 대한 치료도 필요하다.
- 체부백선을 진단했을 경우 대부분 족부백선에서 감염된 것이라고 생각해도 좋다. 따라서 발 진찰도 동시에 하여 마찬가지로 족부백선을 KOH 검사로 확인하고 함께 치료하는 것이 중요하다.

피부소견

- 오른쪽 둔부에 손바닥 크기의 홍반이 있다. 홍반의 변연에는 좁쌀 크기의 구진과 소수포가 고리형으로 나열되어 있고 인설을 동반한다. 중심부는 경도의 색소 침착을 남겼지만 치유되고 있다.

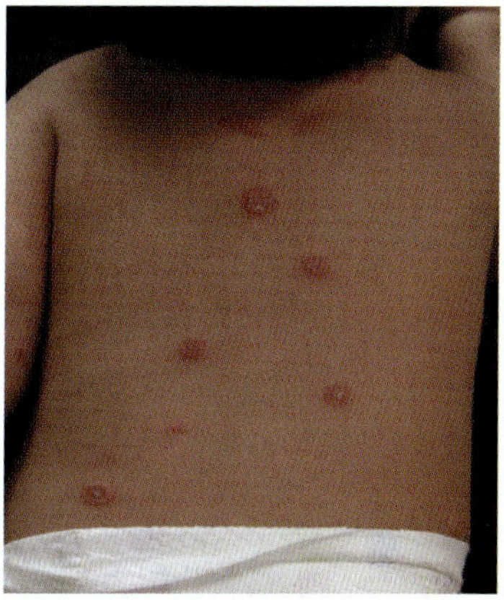

그림 체부백선

1 치료

① 일반적으로 항진균제 외용으로 치료한다. 하지만 병변 범위가 너무 넓어서 외용을 충분히 하기 어려운 경우라고 판단되면 기초질환이나 병용 약물에 주의하면서 내복도 고려한다.

③ 가려움과 발적이 심하고 피부 미란을 형성하며 삼출액이 심하고 습진을 병발한 경우로 판단되면 스테로이드 외용을 먼저 하는 경우도 있다Ⓐ. 하지만 증상이 개선되었다고 마음대로 통원을 중단하고 정작 중요한 백선 치료를 해야 하는데 통원하지 않는 경우도 있기 때문에 미리 환자에게 치료 방침에 대해 잘 설명할 필요가 있다.

③ 항진균제 외용은 병변부보다 더 넓은 범위에 얇게 바르도록 지도한다.

④ 체부백선인 경우에는 일주일 정도면 증상이 개선되며 2주 정도 외용하면 충분히 치

유되는 예가 많다. 하지만 앞서 말한 것처럼 족부백선을 합병하고 있는 경우에는 그에 대한 치료도 동시에 해야 하며 체부백선이 치유된 후라도 계속해서 치료를 해나갈 필요가 있다.

⑤ 크림과 연고에 대해서는 미란을 동반하고 있을 경우에는 연고가 자극이 적지만 끈적거리기 때문에 환자들의 대부분이 크림을 선호하는 경향이 있으며, 컴플라이언스도 고려하여 선택할 필요가 있다Ⓑ.

2 컨설테이션

① KOH 검사가 진단의 중요한 단서가 되며, 족부백선 치료를 필요로 하는 경우도 많기 때문에 조기에 피부과 의사의 진료를 받게 한다.

POINT 중심 치유 경향을 동반한 환상 홍반이 있다면 체부백선을 의심한다.

04 피부칸디다증인가? 한포진인가? 주부습진인가?

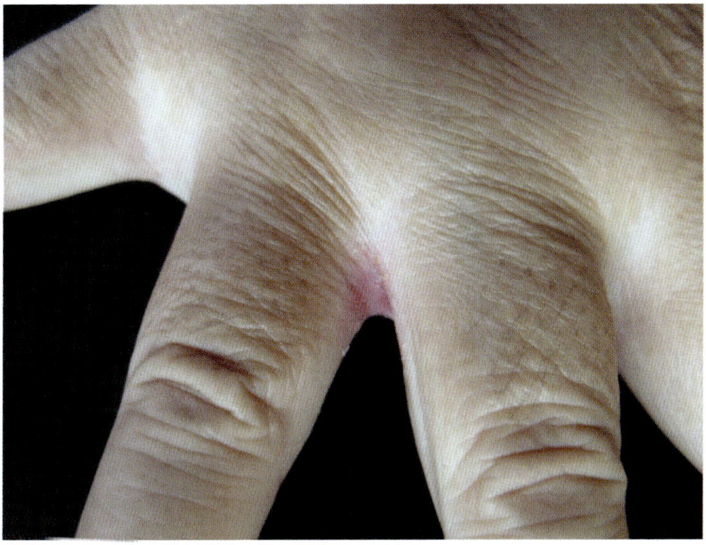

현재 병력

40세 여성. 여름이었는데 손가락 사이가 빨갛게 되고 가려워서 진료를 받으러 왔다. 식당에서 설거지 일을 하고 있다.

일반 임상의의 Approach

생각한 것

손가락 사이가 빨갛게 되고 주위의 피부가 하얗게 벗겨져 있다. 손가락이 가려운 피부병변이니까 한포진인가 생각했지만 그러기에는 작은 물집들이 보이지 않았다. 물을 많이 사용하니까 주부습진인가도 생각했지만 그러기에는 손가락 전체나 손바닥에 병변이 없었다. 고무장갑과 세제 때문인가도 생각했지만 손가락 사이에만 난 것도 이상했다. 그 외 몸에는 병변이 발견되지 않았다. KOH 검사로 균사 · 포자를 확인하여 진균 감염에 의한 피부병변으로 판단했다.

행동한 것

테르비나핀(라미실®) 크림을 처방했다. 설거지를 하고 난 후에는 손을 잘 닦고 손가락 사이를 잘 말리며, 고무장갑 안에 얇은 면장갑을 하나 더 끼라고 제안했다.

이것이 알고 싶다

예방을 위해 일상생활에서 주의해야 할 사항에 대해 알고 싶다Ⓐ.

피부과 의사의 Advice

진단 칸디다성 지간 미란증(피부칸디다증의 일례, 그림 1 참조)

감별 한포진, 주부습진, 아토피성 피부염

감별 포인트

- 한포진은 손가락 사이에서 손가락 측면에 수포와 홍반이 생기며 가려움이 심하다. 진균 검사(KOH 검사)가 음성으로 나오기 때문에 감별이 가능하다(그림 2 참조).
- 주부습진은 대부분 손가락 선단부에서 확대되며 손가락 사이에 국한되는 경우는 드물다. 또한 일반적으로 가려움이 없다. 진균검사도 음성으로 나오기 때문에 감별이 가능하다.
- 아토피성 피부염일 경우는 손가락 사이에 생기는 경우도 있고 가려움도 심하지만 진균검사가 음성으로 나오기 때문에 감별이 가능하다.

피부소견

- 오른쪽 셋째 손가락 사이에 인설을 동반한 홍반이 있으며 가려움을 동반한다. 홍반 부위에는 작은 침연이 보인다.

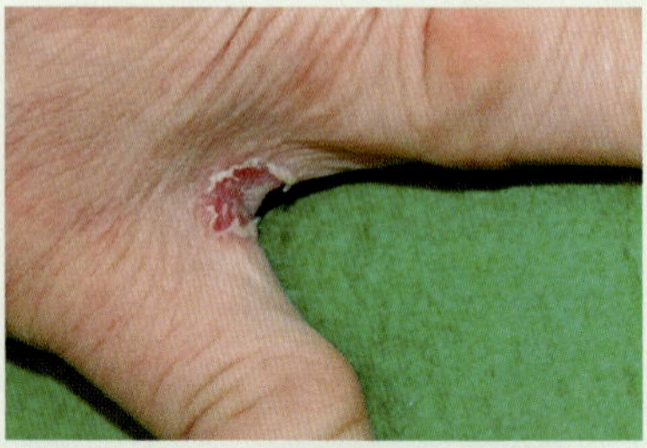

그림 1 칸디다성 지간 미란증의 전형적인 예
손가락 사이에 국한되며 부드러운 인설을 동반한 홍반이 나타난다.

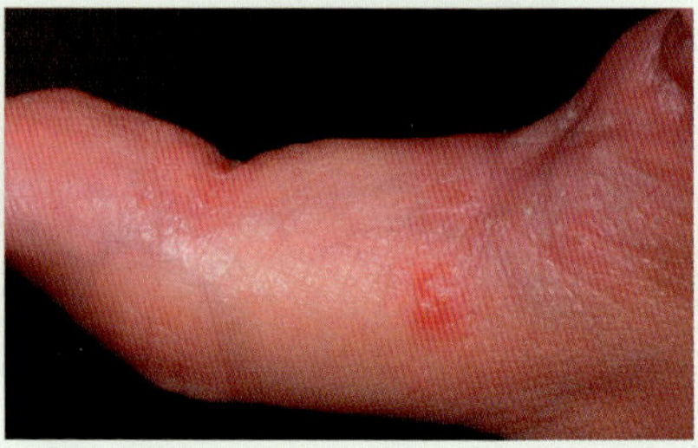

그림 2 한포진
오른쪽 검지손가락 기부에 소수포가 군집되어 있으며 가려움을 동반한다.

1 치료

① 케토코나졸(니조랄®) 크림 10g, 1일 1회 도포. 또는 라노코나졸(아스타트®) 연고 10g 1일 1회 도포한다.

② 물이 닿은 후에는 손가락 사이의 수분을 충분히 닦으라고 지도한다.

2 컨설테이션

① KOH 검사에서는 비교적 긴 분절이 확실하지 않은 균사(위균사)가 보인다.

② 진균인 칸디다의 이상 증식에 의해 발병한다. 칸디다는 정상인의 구강·생식기·장관

에 상재하고 있으며, 피부에도 자주 상재한다. 상재 미생물이 원인이기 때문에 전염성은 없다. 물에 닿은 후 손가락 사이의 수분을 덜 닦으면 칸디다가 이상 증식하여 발생한다.

③ 치유되더라도 손가락 사이의 수분을 잘 닦아내지 않으면 자주 재발한다Ⓐ.

④ KOH 검사 소견이 확실하지 않은 경우나, 재발을 반복하는 예(여러 질환이 합병되어 있거나 외용제의 접촉피부염이 의심되는 경우)는 피부과 의사의 진료를 받게 한다.

POINT 손가락 사이의 홍반은 진균 검사를 한다.

05 초기 욕창인가? 화상인가?

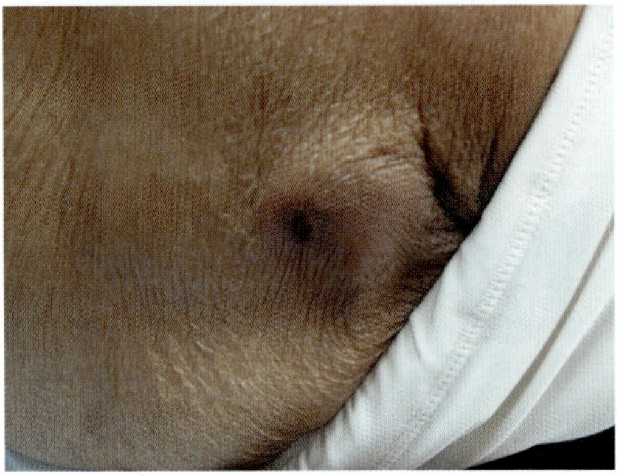

현재 병력

방문진료를 하고 있는 89세 여성. 방문 간호사로부터 들은 정보에 의하면 최근 천골부의 피부에 색조 변화가 있다고 한다. 이 환자의 경우 이제까지 에어 매트를 사용하지 않았다. 또한 추위를 많이 타서 늘 전기담요와 핫팩을 사용하고 있다.

일반 임상의의 Approach

생각한 것

진찰을 했더니 천골부에 비교적 경계가 명료한 암적색 부분이 보였고 중앙에는 표피 박리를 동반하고 있었다. 인지 기능이 저하되어 있어 환자 본인으로부터의 정보 수집에는 한계가 있었으나 심한 소양감이나 동통은 없는 듯했다.

이번에 발적이 나타난 부위는 앙와위 자세에서 압박을 받는 부위로 욕창 초기일 가능성이 있다고 생각되었다. 담당의는 피부 표면의 색조가 서서히 붉게 변한 후 피부가 점점 괴사되어 포켓 형성을 동반한 심각한 욕창이 된 증례를 자주 경험하여 이 증례 역시 그럴 가능성이 있다고 생각했다.

그리고 핫팩 등에 의한 '저온 화상'도 감별 대상이 될 필요가 있다고 생각했는데, 만일 저온 화상일 경우 1도 화상이며 경과 관찰이 가능하다고 생각했다.

행동한 것

우선 가족에게 매일 깨끗하게 세정하라고 지도했다. 만일 더 악화되면 왕진의사나 방문간호사에게 연락하라고 말했다. 그리고 핫팩에 대해서는 직접 계속 대고 있지 말라고 지도했다.

이것이 알고 싶다

욕창, 특히 최근에 알려진 deep tissue injury와 화상을 감별하는 방법에 대해 알고 싶다 Ⓐ.

피부과 의사의 Advice

진단 욕창

감별 포인트

- 화상과의 감별이 필요하다. 우선 발병 부위가 뼈가 돌출된 부위인지를 확인하고Ⓐ, 간병인에게 국소에 화상을 입을 만한 원인이 있었는지를 물어보는 것이 감별 포인트가 된다.

피부소견

- 욕창부 진찰은 궤양의 크기나 깊이뿐만 아니라 소식자에 의한 포켓 형성 확인, 촉진에 의한 경결이나 파동감각의 유무를 확인하는 것도 중요하다. 궤양부의 색조 · 괴사조직의 상태도 잘 관찰하여 중증도를 평가한다.
- 욕창 관리는 전신상태와 영양상태를 파악하여 개선하는 것도 중요하다. 체위 변환이 어려운 경우에는 체압 분산 침구를 사용하고 경구 섭취가 충분하지 않은 경우는 영양보조식품을 섭취하는 등 최대한 전신상태의 개선을 위해 노력한다.

1 치료

① 발적이나 수포 등 초기의 가벼운 욕창은 환부 보호와 적절한 습윤환경 유지가 중요하다. 수포가 터져 미란이나 얕은 궤양이 된 경우에는 하이드로 콜로이드 같은 드레싱제를 사용하거나, 상피 형성 촉진 작용이 있는 외용약인 알프로스타딜 알파덱스 연고(프로스탄딘® 연고), 부클라데신나트륨 연고(악토신® 연고) 등을 사용해도 좋다.

② 임상적으로 욕창 창면의 색조에 따라 흑색 괴사 조직이 고착된 흑색기, 괴사조직이 잔존하는 황색기, 육아가 형성되는 적색기, 상피화가 진행되는 백색기로 나누어 욕창의 단계를 판단하고 치료 방법이 선택되는 경우가 많다.

③ 욕창은 다양한 기초질환에 의해 자발적 체위 변환이 불가능할 때 국소에 지속적인 압박이 가해져 피부나 심부조직의 허혈성 괴사를 초래하게 되어 발생한다. 따라서 국소 치료뿐만 아니라 기초질환 치료와 영양상태 개선도 중요하다.

④ 발병 리스크가 높은 환자에게는 체압 분산 침구를 사용함과 동시에 체위 변환에 유의한다.

2 컨설테이션

① 초기의 발적 정도로 나타나는 경우는 체위 변환이나 창상 드레싱제를 사용하며 상태를 지켜봐도 좋지만 미란이나 궤양이 되었을 경우에는 피부과 전문의에게 소개한다.

② 최근 욕창 중에서 초기에는 얕은 욕창이었지만 나중에 깊은 욕창으로 악화되는 deep tissue injury(DTI)라는 것이 문제시되고 있다. 언뜻 보기에는 가벼운 욕창 같지만 촉진을 해보면 피하에 경결이 만져지거나 국소에 자색을 띠는 색조 변화와 출혈성 수포 등을 초래하는 경우가 있는 것으로 알려져 있다. DTI 동정을 위해 초음파 진단 장치와 서모그래피를 이용하는 시설도 있다Ⓐ.

POINT

기초질환이 있는 환자로 뼈가 돌출된 부분에 생긴 발적, 미란이 나타난다면 욕창을 의심한다.

06 돌발성 발진인가? 전염성 홍반인가?

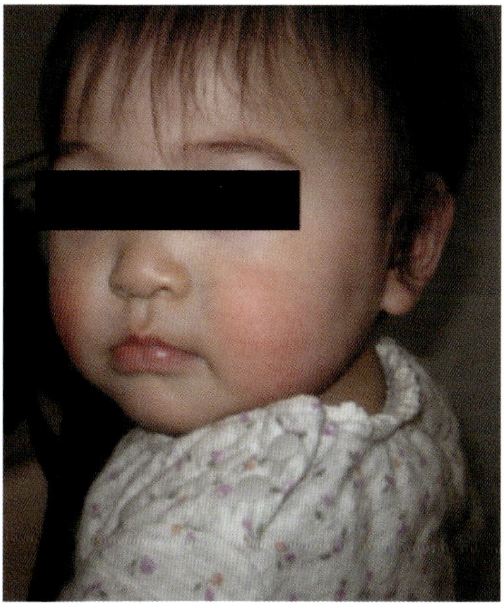

현재 병력

7개월 된 여자 아기. 3일 전부터 38 ℃ 대의 열이 났는데 태어나서 처음 있는 일이었다. 약간의 기침을 했지만 건강했기 때문에 경과를 관찰하고 있었다. 열은 어제 내렸지만 볼이 빨갛게 되어 걱정이 돼서 병원에 왔다. 주위에 유행하는 병은 없다.

일반 임상의의 Approach

생각한 것

생후 처음 열이 난 것으로 보아 비교적 건강한 편이라고 생각했고 열이 내린 후 볼에 팥알 크기로 융합되지 않은 피부발진이 있었다. 전염성 홍반인가 싶었지만 생후 처음 열이 난 것이고 해열 후 피부발진의 융합을 보이지 않은 점에서 볼 때 돌발성 발진이라고 생각했다.

행동한 것

열이 내렸고 건강했기 때문에 내복 처방은 하지 않고 경과를 지켜보기로 했다.

이것이 알고 싶다

생후 첫 발열과 발열 후 발진이 나면 돌발성 발진으로 보는 경우가 많은데 정말로 그렇게 보는 것이 맞는지 알고 싶다Ⓐ. 연령이나 해열과 발진의 타이밍, 발진의 융합 경향 등으로 전염성 홍반과 어떻게 감별할 수 있는지 알고 싶다Ⓑ.

피부과 의사의 Advice

진단 돌발성 발진

감별 전염성 홍반, 풍진, 홍역

감별 포인트

- 전염성 홍반: 학령기에 많다. 발열은 미열인 경우가 많고 전신 증상도 적다. 얼굴에 이어서 사지에 홍반이 점점 나타난다. 체간에는 잘 생기지 않는다.
- 풍진: 발열은 미열인 경우가 많으며 좁쌀 크기의 홍색 구진(소홍반)이 나타난다. 림프절 종창도 특징이다. 가려움은 나타나지 않는 경우가 많다.
- 홍역: 잠복기는 10일~2주. 감기와 유사한 증상, 결막염(충혈), 구강 점막에 Koplik 반점이 나타난 후 전신에 발진이 생기면서 다시 발열(이봉성 발열), 머리카락으로 덮이는 두부, 체간에서 시작해 사지로 확대된다.

피부소견

- 잠복기는 10일~2주. 생후 6개월부터 2세까지의 영유아에게 발병한다. 3~4일 정도 계속 고열이 나다가 열이 내리면서 체간, 얼굴, 사지 순으로 풍진 같은 소홍반이 다발한다. 이후 융합하여 홍역처럼 되며 3일 후에는 색소 침착을 남기지 않고 없어진다. 또한 표재 림프절 종창, 연구개에 쌀알 크기의 홍반이 나타나고 이어서 인두의 발적 · 종창을 보인다.
- 증례 사진은 양 볼에 좌우대칭의 침윤을 보이지 않는 홍반이다. 촉진에서 심한 열감은 없다. 비빈 것 같지 않고 가려움도 없다.
- 가능하면 발진이 나타난 순서가 어땠는지를 보호자에게 확인한다. 그리고 구강점막 소견과 림프절 종창의 유무도 확인한다Ⓑ. 발병 연령, 고열 후에 발진이 생기면 첫 번째로 돌발성 발진을 고려한다Ⓐ.

1 치료

① 3일 후면 없어지기 때문에 예후는 양호하다. 자연 치유되므로 경과를 지켜본다. HHV6(human herpes virus 6: 사람 헤르페스바이러스 6)은 처음 이환되는 돌발성 발진의 원인이며, HHV7은 두 번째 발병의 원인인 것으로 알려져 있다. 모두 한 번 걸리면 평생 면역을 얻게 된다.

② 안면의 홍반이 걱정될 때에는 국소 냉각을 하면 경감된다.

2 컨설테이션

① 3일이 지난 후에도 홍반이 없어지지 않으면 다른 질환을 고려해볼 필요가 있으므로 피부과 의사의 진료를 받도록 한다.

POINT 고열이 난 후의 발진, 가려움의 유무, 발병 연령으로 다른 질환과 감별하고, 대증요법으로 대응한다.

07 수두인가? 카포시 수두양 발진(단순 헤르페스)인가?

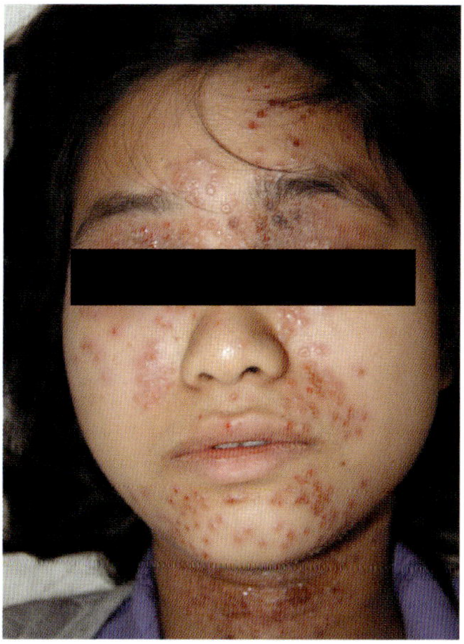

현재 병력

21세 여성. 얼굴에 수포가 많이 생겨서 병원에 왔다. 전에 아토피성 피부염을 앓은 적이 있다. 주위에 이 같은 증상을 보이는 사람은 없다. 발열 같은 전신 증상도 없다.

일반 임상의의 Approach

생각한 것

얼굴에 소수포가 다발되어 있다. 구강점막, 체간, 사지에는 병변이 없다. 부위로 볼 때 농가진으로 생각할 수 있지만 연령으로 볼 때는 부정적이다. 수두에 관해서도 연령이나 병변이 얼굴에 국한되어 있는 점으로 볼 때 아니라고 생각했다. 전에 아토피성 피부염을 앓은 적이 있는 것으로 보아 카포시 수두양 발진이 의심되었다.

행동한 것

너무 심해진 것이 걱정되었고 눈 병변의 합병 체크도 필요하다고 생각해 가까운 종합병원의 피부과를 소개해주었다.

이것이 알고 싶다

소아의 경우는 농가진과 수두의 감별이 어려운 경우도 많은데 감별 포인트가 무엇인지 알고 싶다Ⓐ.

피부과 의사의 Advice

진단 카포시 수두양 발진(그림 참조)

감별 수두, 농가진

감별 포인트

- 수두와의 감별 포인트는 수두는 전신에 수포가 나타나며, 특히 두피에도 수포가 생기는 것이 특징이다Ⓐ.

피부소견

- 얼굴부터 목에 걸쳐 강한 홍반성 기저부를 가진 소수포가 군집되어 있다.
- 전에 아토피성 피부염을 앓은 적이 있는 사람에게 호발한다. 특히 영유아에게 호발한다.
- 병변은 주로 얼굴과 상반신에 나타난다.

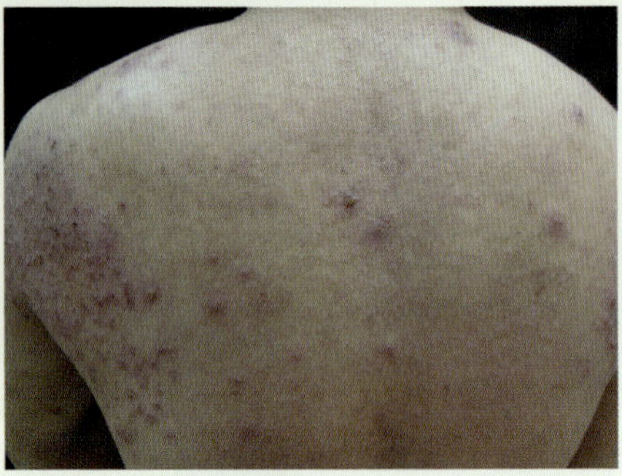

그림 카포시 수두양 발진

1 치료

〈항바이러스제〉

① 처방예(내복): 발라시클로버(발트렉스®, 500 mg/정) 6정/일, 1일 3회, 7일간.

② 중증인 경우는 입원을 해서 아시클로버(비크록스®) 250 mg(5 mg/kg/회)+생리식염스 100 mL, 1일 3회, 7일간

〈피부외용약〉

① 겐타마이신 염산염(겐타신® 연고, 10g) 1일 1회, 또는 아즐렌(아즈놀® 연고, 20g) 1일 1회

2 컨설테이션

① 베이스에 있는 습진 병변도 조절이 필요하므로 피부과 진료를 받게 한다.

② 수포에 2차 감염이 일어나면 수포성 농가진이 되어 항생제 병용도 검토한다.

③ 감별의 단서로 아토피성 피부염의 기왕력을 문진한다Ⓐ.

POINT 아토피성 피부염 환자에게 홍반성 기저부를 가진 소수포가 생겼을 때에는 카포시 수두양 발진을 고려한다.

08 수두 초기인가? 홍역 초기인가? 풍진인가? 중독홍반인가?

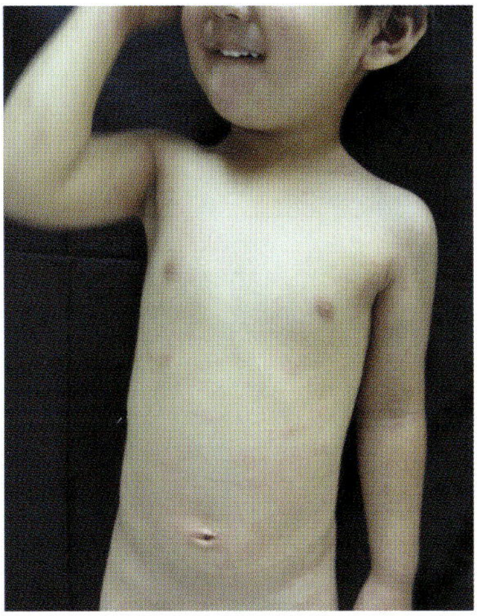

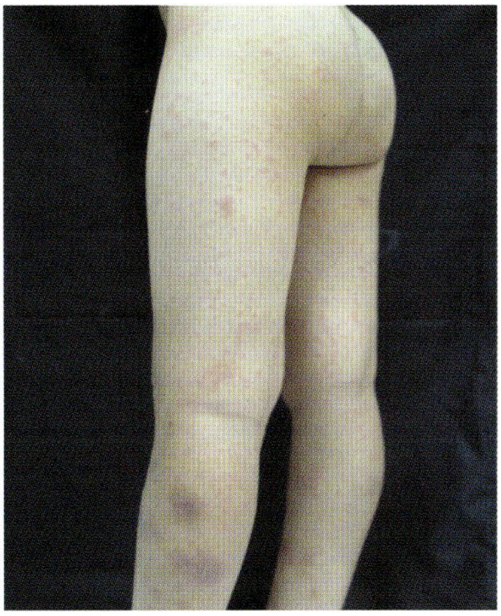

현재 병력

3세 남자 어린이. 3일 동안 38 ℃ 전후의 발열과 기침, 콧물 등의 감기 증상이 있었고, 체간과 사지 등에 피부발진이 생겨 진료를 받으러 왔다.

일반 임상의의 Approach

생각한 것

피부발진이 체간, 둔부, 대퇴에 좌우대칭으로 퍼져 있었다. 발진은 수 mm 크기의 홍반과 구진이며, 많은 곳에는 융합 경향을 보였다. 수포를 형성하고 있는 발진은 없었다. 홍반과 구진을 보이는 감염성 발진증으로는 홍역, 풍진, 전염성 홍반, 돌발성 발진, 전염성 단핵구증, Gianotti-Crosti 증후군을 들 수 있는데, 중증감이 없고 MR(measles rubella: 홍역풍진) 백신도 접종했으며, 구강점막에 병변이 없는 점, 이봉성 발열이 아닌 점, 안면 · 두부에는 병변이 거의 없는 점, 경부 림프절의 종대도 없는 점, 발열과 동시에 나타난 점, 편도선에 삼출물이 없는 점, 체간 중심의 발진이라는 점에서 상기 질환 중 어느 것에도 해당되지 않았다. 또한 최근에 항생제 같은 약물 사용도 없어서 약진도 부정적이었다. 용혈성 연쇄구균에 특징적인 인두 소견도 없었다. 이상의 점으로 미루어볼 때 현재 계절이 여름이라는 것을 고려하면 엔테로 바이러스 감염증이 가장 의심되었다.

행동한 것

감기약, 아세트아미노펜(피리나딘®, 카로날® 등)을 처방했다. 다음날 전화를 걸어봤더니 열은 내리는 듯했지만 발진의 범위나 성상에는 변화가 없었다. 3일 후에는 발진도 없어진 것 같았다.

이것이 알고 싶다

엔테로 바이러스 감염증의 피부병변은 홍반·구진형, 수포형, 수족구병, 출혈홍반, 담마진형 등 다양한 것으로 알려져 있는데 수두, 홍역, 풍진과는 피부발진의 분포로 봤을 때 어느 정도 감별할 수 있는지 알고 싶다Ⓐ.

피부과 의사의 Advice

진단 중독홍반(독성홍반)

감별 수두, 홍역, 풍진, 돌발성 발진, 용혈성 연쇄구균균 감염증 등

감별 포인트

- 이봉성 발열이 아니라는 점, 구강점막에는 병변이 없다는 점에서 볼 때 홍역은 부정적이다Ⓐ.
- 발진의 분포는 홍역, 풍진의 경우 얼굴부터 홍반, 홍색 구진이 시작되어 체간, 사지로 퍼지는 경우가 많다. 또한 경부 림프절 종창도 나타나지 않았기 때문에 홍역이나 풍진은 부정적이다Ⓐ.
- 손바닥, 발바닥, 구강 내에 수포 형성을 보이지 않았기 때문에 수족구병은 부정적이다Ⓐ.
- 수두는 홍반 중앙에 2~4 mm 크기의 구진이 생기고 바로 수포가 되어 농포, 미란, 가피화된다. 개개의 수포는 3일 이내에 가피가 되는데 점점 새 수포가 생기기 때문에 홍반, 수포, 가피가 혼재되어 있는 경우가 많으며 가려움도 심하다Ⓐ.
- 최근에 약물을 사용한 적이 없다는 점, 발열과 기침, 콧물 등의 감기와 유사한 증상을 보인 점에서 세균, 바이러스 감염에 의한 독성홍반이 의심된다.
- 원인을 특정하기 어려운 경우도 많다.

피부소견

- 턱, 체간, 둔부, 양쪽 다리에 수 mm 크기부터 팥알 크기까지의 홍반, 홍색 구진이 산재성으로 나타나며 일부 융합 경향을 보인다.

1 치료

① 안정을 취하고 해열진통제와 수액 등의 대증요법을 한다.

② 항히스타민제 내복{처방예: 염산시프로헵타딘[페리악틴®, 12 mL/일, 1일 3회(3세 어린이)]}

③ 피부발진에 대해서는 스테로이드 외용약 처방[처방예: 프로피온산 알크로메타손(알

메타® 연고) 1일 1회 도포].

2 컨설테이션

① 발진에 가려움을 동반한 경우는 스테로이드 외용과 항히스타민제를 필요로 하는 경우가 있으므로 피부과 의사의 진료를 받게 한다.

POINT 피부발진의 형태와 경과, 발열과의 시기관계, 혈청 바이러스 항체가 등으로 종합적으로 판단한다.

09 지루성 피부염(얼굴)인가? 단독인가?

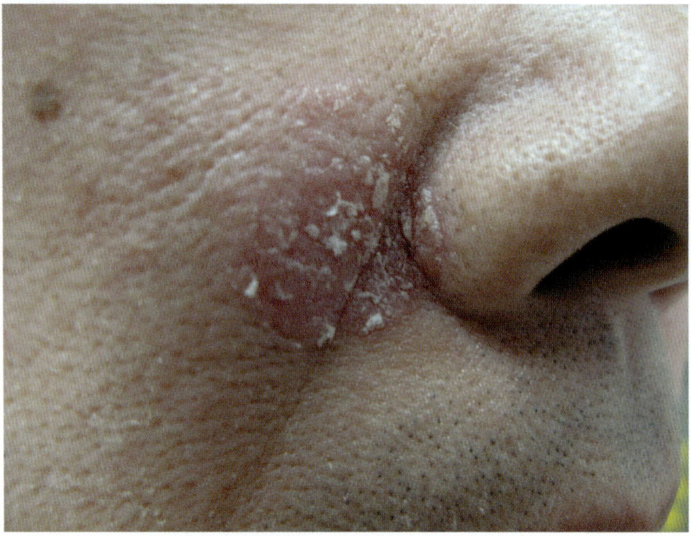

현재 병력

76세 남성. 특별한 자각증상은 없었지만 얼굴에 피부병변이 생겨 아내의 권유로 진료를 받으러 왔다.

일반 임상의의 Approach

▎생각한 것

오른쪽 비순구에 홍반이 있었다. 홍반 위에는 인설이 붙어 있었다. 열이 나지 않고 만성 경과이며 경계가 불명료한 점이 단독 등의 피부 감염증과는 다르다고 생각해 지루성 피부염이라 판단했다.

▎행동한 것

클로베타손 낙산 에스테르(킨더베이트® 연고)를 처방했다. 2주 후 증상이 개선되어 2 % 케토코나졸 크림(니조랄® 크림) 외용으로 약을 변경했다. 그 후로는 병원에 오지 않았다.

▎이것이 알고 싶다

일상생활에서의 지도 방법은 어떻게 해야 하는지 알고 싶다Ⓐ. 세안에 대한 구체적인 지도는 어떻게 해야 하는지 알고 싶다Ⓑ. 발생 예방법에 대해 알고 싶다Ⓒ.

피부과 의사의 Advice

진단 지루성 피부염

감별 단독, 심상성 건선, 피부진균증

감별 포인트

- 단독(그림 참조)은 발열, 두통 같은 전신증상을 동반하며 경계가 명료하고 침윤, 압통을 동반하는 부종성 홍반이 나타난다. 진피 레벨의 감염이며 A군 β용혈성 연쇄구균이 주요 원인균이지만 황색포도구균이나 폐렴구균 등에 의해서도 생기는 경우가 있다. 미소한 외상이나 피부감염이 원인이 되어 홍반이 급속히 확대된다. 재발을 반복하여 습관성 단독이 되는 경우도 있다.

피부소견

- 지루 부위, 간찰 부위, 다한 부위에 경계가 비교적 명확한 홍반과 인설을 보이며, 간찰부에는 습윤 경향이 있다. 가려움은 동반하지 않는 경우도 있으며 원발진은 모공일치성이다.
- 유아 지루성 피부염과 성인기 지루성 피부염으로 분류된다. 기본적으로 유아 지루성 피부염은 일과성이지만, 성인의 지루성 피부염은 만성, 재발성이다.

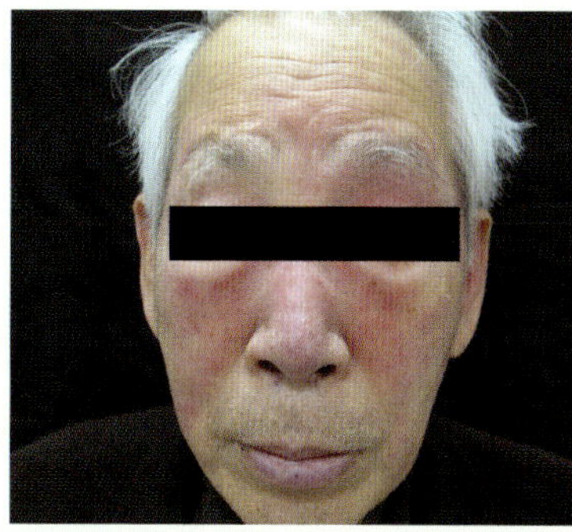

그림 단독

1 치료

① 이 질환의 병태에는 Malassezia furfur가 관여하고 있으며 항진균제가 유효한 것으로 보고되어 있다. 또한 비타민 B군의 저하도 관련된 것으로 보고되어 있으며, 특히 비타민 B6와 밀접한 관련이 있는 것으로 알려져 있다(Ⓐ, Ⓒ).

② 처방예

- 외용: 스테로이드 외용제[히드로코르티손 낙산에스테르(로코이드® 연고) 1일 1~2회, 혼합사균부부액·히드로코르티손 배합(엑자르베®) 1일 1~2회], 외용 항진균제[케토코나졸(니조랄® 크림) 1일 1~2회]
- 내복: 비타민 B_2[플라빈 아데닌 디뉴클레오티드 나트륨(플라비탄®, 10 mg/정) 3정/일, 1일 3회], B_6[피리독살 인산에스테르 수화물(피독살®, 10 mg/정) 6정/일, 1일 3회], 가려움이 심할 경우는 항알레르기제
- 기타: 약산성 저자극성 비누(Ⓐ, Ⓑ)

2 컨설테이션

① 심상성 건선, 피부진균증 등과 감별해야 하는 경우도 있으므로 치료를 해도 반응이 없는 경우에는 피부과 의사의 진료를 받게 한다.

POINT
피지선이 풍부한 부위에 생기고 홍반과 인설을 주로 하는 경우 지루성 피부염을 우선 고려한다.

10 지루성 피부염(두피)인가? 두부백선인가?

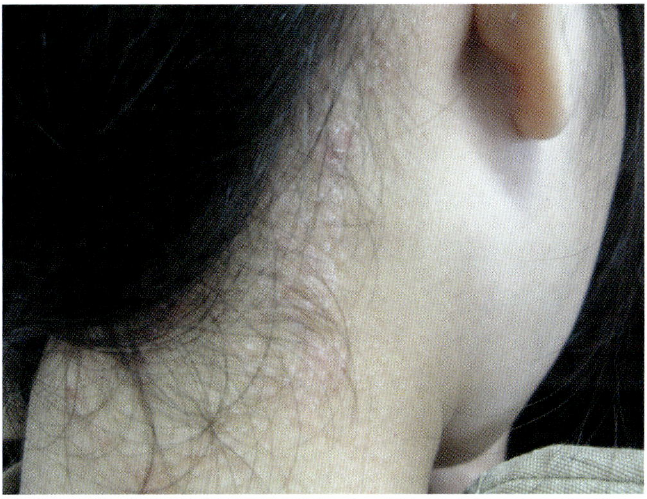

현재 병력

52세 여성. 몇 주 전부터 오른쪽 목덜미가 가렵고 비듬 같은 것이 생겼나. 80대 노모를 집에서 간병하고 있으며 어머니의 손톱 무좀이 옮은 것이 아닌가 걱정이 되어 진료를 받으러 왔다.

일반 임상의의 Approach

생각한 것

모발이 나기 시작하는 곳부터 두피에 걸쳐 인설과 옅은 홍반이 있으며, 긁으면 부슬부슬 낙설한다. 두피에 발생하는 만성 피부염으로 가장 먼저 지루성 피부염이 떠올랐지만 백선일 가능성도 있다고 생각했다. 시간적으로 여유가 있으면 병변을 긁어내어 현미경 검사를 해 보는 것이 좋을 거라고 생각했다.

행동한 것

스테로이드 외용약이 효과가 있을 피부염이라 생각하지만 만일 악화되면 백선일지도 모르기 때문에 그럴 경우에는 스테로이드를 중지하고 바로 병원에 오라고 설명했다. 베타메타손(린데론® 로션)을 처방했다. 피지가 원인으로 발생하기 때문에 피부 청결에 신경을 쓰도록 지도했다.

이것이 알고 싶다

머리감기나 세안 등 일상생활에서의 지도가 치료에 반드시 필요한지 알고 싶다Ⓐ.

피부과 의사의 Advice

진단 지루성 피부염

감별 두부백선

감별 포인트

- 애완동물(강아지, 고양이) 등을 키우는지 묻는다. 동물과의 접촉이 있을 때는 동물 유래 백선균에 의한 두부백선과 감별해야 한다.
- 소아의 경우 머리에 탈모, 종류가 있으면 두부백선(백선종창, 그림 참조)을 고려한다.
- 유도, 레슬링 같은 신체 접촉이 많은 스포츠를 하고 있는지 묻는다. 병변을 관찰하여 모발이 짧고 점상으로 탈모되어 있을(black dot ringworm) 때에는 Trichophyton tonsurans에 의한 백선을 의심한다.
- KOH 검사를 하여 진균 균사의 유무를 확인한다. 음성이라도 T.tonsurans 감염이 의심될 때에는 진균배양을 해야 한다.
- 두피뿐만 아니라 귀나 얼굴의 지루 부위(피지선이 풍부한 코 주위 등)에 인설과 홍반이 있는지 관찰한다.

피부소견

- 뒷머리에서 목덜미에 걸친 비강성 인설을 동반한 홍반 병변
- 두피 등의 피지선이 많은 부위에 생기며 홍반과 인설이 주로 나타난다.
- 상재 진균인 말라쎄지아가 관여하는 것으로 볼 수 있다.

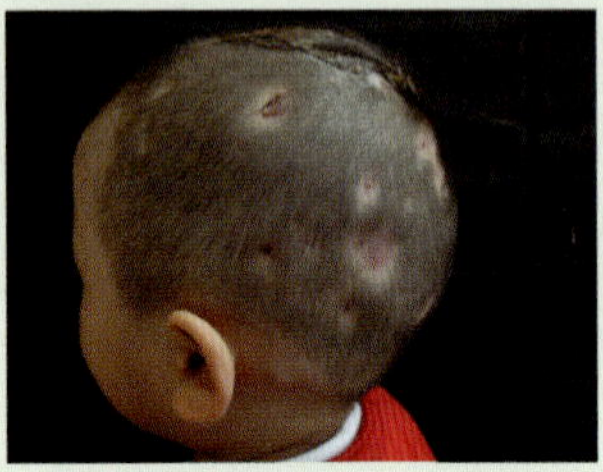

그림 백선종창(독창)

Microsporum canis에 의한 독창(Kerion celsi). 두정부에 두꺼운 가피를 동반한 종류와 반점 모양의 탈모가 다발함. 최근 고양이를 기르기 시작했다고 한다.

1 치료

① 두피 등 털이 있는 부위에는 로션을 발라 치료한다.

② 이틀에 한번 또는 매일 샴푸로 머리를 감고 린스를 하게 한다Ⓐ.

③ 세안 및 머리감기를 너무 많이 하는 사람에게는 횟수를 줄이라고 설명한다. 생활지도는 치료상 필수이지만 접촉피부염이 의심되어 어떻게 지도해야 할지 모를 경우에는 피부과에 의뢰한다Ⓐ.

④ 프레드니솔론 길초산에스테르 초산에스테르(리도멕스® 로션, 10 mL) 1일 1회 외용

⑤ 케토코나졸(니조랄® 로션, 10 mL) 1일 1회 외용

⑥ 급성 염증은 스테로이드 외용으로 컨트롤한다. 만성기는 케토코나졸(니조랄® 로션)로 유지 요법을 한다.

2 컨설테이션

① 스테로이드 외용약을 사용하여 병변이 확대되거나 종류를 형성할 때에는 두부백선일 가능성이 있으므로 피부과 의사에게 반드시 진료를 받게 한다.

② 병력 청취를 통해 애완동물을 기르거나 신체 접촉이 많은 스포츠와의 관련이 의심될 때에는 진균 배양이 가능한 시설에 의뢰한다.

POINT

비듬이 많고 두피가 푸석거릴 때에는 지루성 피부염인 경우가 많지만, 두부백선일 가능성도 늘 고려해 둔다.

11 칸디다성 간찰진인가? 기저귀 발진(기저귀 피부염)인가?

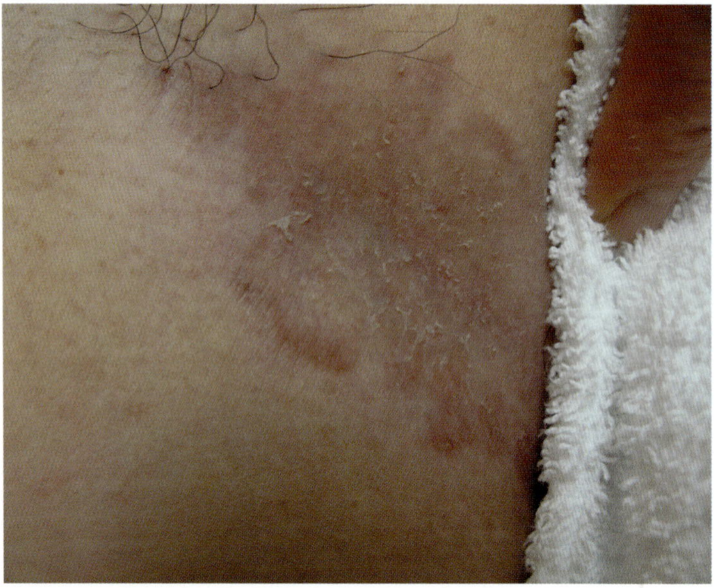

현재 병력

75세 여성. 당뇨병으로 통원 치료중. 예전부터 날씨가 더워지면 허벅지가 가려워져서 상담을 받으러 왔다.

일반 임상의의 Approach

▎생각한 것

날씨가 더워지면 많이 나타나는 것으로 땀이나 습윤 환경이 악화 원인이라고 생각했다. 하지만 습진인지 진균이 관여하고 있는 것인지 불분명했다.

▎행동한 것

우선 청결을 유지하기 위해 하루에 한 번은 씻고 건조에 신경을 쓰라고 설명했다. 습진인지 칸디다성 간찰진인지 불분명했지만 칸디다인 경우라면 성장이 느리다고 생각해 우선은 스테로이드 연고[디플루프레드네이트(마이저®)]를 처방하여 7~10일 정도 경과를 지켜보기로 하고, 개선되지 않으면 항진균제 투여를 고려하기로 했다.

▎이것이 알고 싶다

KOH 검사를 하기 어려운 경우의 진단 · 치료는 어떻게 하면 좋을지 알고 싶다Ⓐ. 현미경 검사없이 임상적으로 판단하는 방법과 임상적 감별법이 있는지 알고 싶다Ⓑ.

피부과 의사의 Advice

진단 칸디다성 간찰진

감별 포인트

- 간찰부(뒷목 · 겨드랑이 · 유방 하부 · 둔부 · 음부 등)는 고온 · 고습 환경에서 불결해지기 쉬우며 칸디다증의 호발 부위Ⓑ이다. 막양 인설, 구진, 소수포, 농포를 동반한 홍반이 생긴다.
- 육안진찰만으로는 진단을 내리기 어려운 경우가 많으나 인설을 KOH 검사로 관찰하면 쉽게 감별할 수 있다.
- 환자의 병력으로 진단을 예측할 수 있는 경우가 많다.
- 장기간 와병중이거나 당뇨병, 스테로이드 전신 투여중 같은 위험 인자가 있는 경우는 이 증례를 의심한다Ⓑ.

피부소견

- 양측 서혜부에 막양 인설을 동반한 담홍색~갈색의 홍반이 있다.
- 진단에는 병변의 인설을 KOH 검사로 관찰하여 포자와 위균사를 검출하는 것이 필요하다(그림 1 참조)Ⓐ.
- 항진균제 외용을 시작할 때에는 반드시 현미경 검사로 균을 확인하고 나서 한다Ⓐ.
- 칸디다성 간찰진에 스테로이드를 외용하면 병변이 악화된다(그림 2 참조).

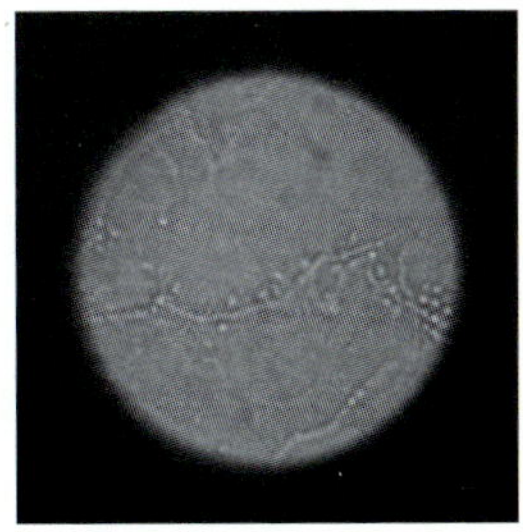

그림 1 위균사

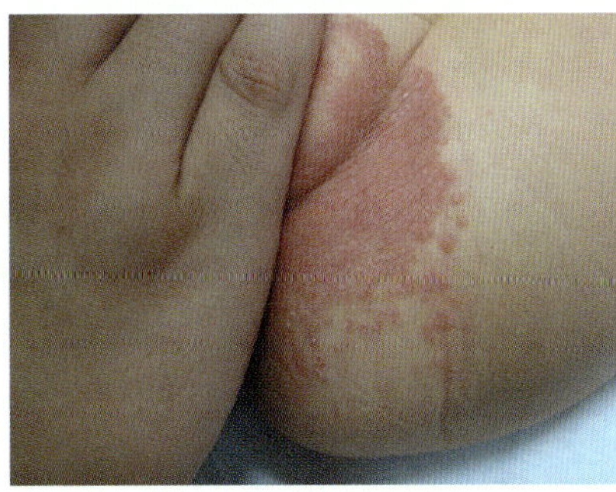

그림 2 스테로이드 외용으로 악화된 예

1 치료

① 처방예: 케토코나졸(니조랄® 크림) 1일 1회 단순 도포, 손이나 오염부에는 깨끗하게 씻은 후에 외용

② 병변부를 청결하게 유지하고 건조에도 신경을 쓴다.

2 컨설테이션

① 진단을 내리기 어려울 때에는 피부과 의사에게 진료를 의뢰한다Ⓐ. 무분별한 연고 사

용은 오히려 병변을 악화시키거나 병의 원래 상태를 알기 어렵게 만드는 경우가 있으므로 주의한다.

POINT 확정 진단에는 KOH 검사가 필수이다.

12 악성 흑색종인가? 점인가?

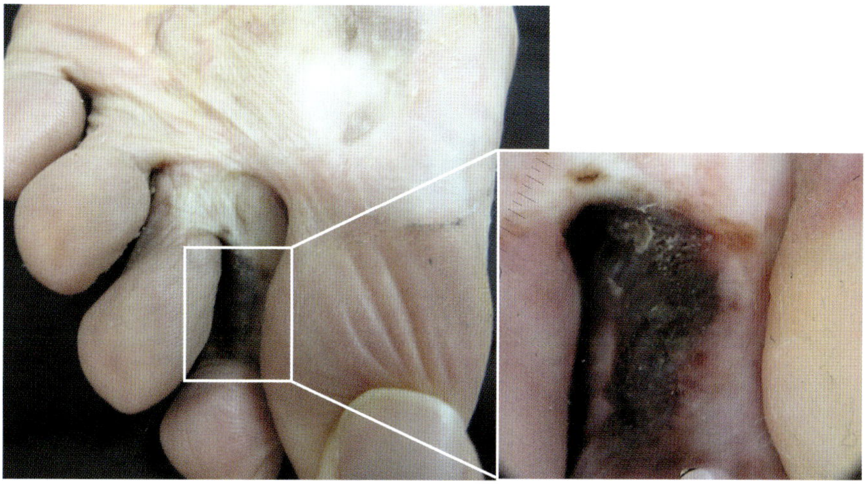

현재 병력

61세 남성. 예전부터 둘째 발가락 안쪽에 점이 있다는 걸 알고 있었지만 최근에 더 커진 것처럼 보였다. 만지거나 눌렀을 때 특별히 아프지는 않다.

일반 임상의의 Approach

생각한 것

발바닥에 생기는 검은점은 악성 흑색종(Melanoma)인 경우가 있으므로 주의해야 한다. 통상적인 점에 비해 색의 농염이 불균일하고 형태가 불규칙한 것으로 생각된다. 지름이 커졌다는 점이 신경이 쓰인다. 만일 단순한 점이라 해도 전문의에게 소개하여 안심할 수 있게 하는 것이 좋을 것 같았다.

행동한 것

점점 커지는 검은점은 종양인 경우가 있으므로 피부과에서 자세히 진료를 받는 것이 좋다고 설명하고 병원의 피부과를 소개했다.

이것이 알고 싶다

모반과 악성 흑색종을 감별한 경험이 거의 없기 때문에 모반처럼 보여도 안심할 수가 없다. 크기의 기준이나 어떤 경우에 진료 의뢰를 해야 하는지 그리고 그 타이밍에 대해서도 알고 싶다Ⓐ. 만일 경과를 관찰할 경우에는 어떻게 해야 하는지도 알고 싶다Ⓑ.

피부과 의사의 Advice

진단 악성 흑색종

감별 색소성 모반(그림 참조)

감별 포인트

- 악성 흑색종은 검은 얼룩으로 시작하여 점차 불규칙한 형태로 확대된다.
- 조기의 악성 흑색종과 점을 육안으로 감별하는 것은 어려우나 진단의 포인트로 ① 전체의 형태가 비대칭적, ② 가장자리가 올록볼록하고 부정형, ③ 흑색, 다갈색, 청색 등이 혼재되어 있으며 색의 농도가 불균일, ④ 크기가 7 mm 이상, ⑤ 국소의 융기, ⑥ 크기와 형태의 변화 등의 징후가 보일 경우에는 주의가 필요하다.

피부소견

- 오른쪽 둘째 발가락에 경계가 불분명한 부정형의 흑색반이 있다.

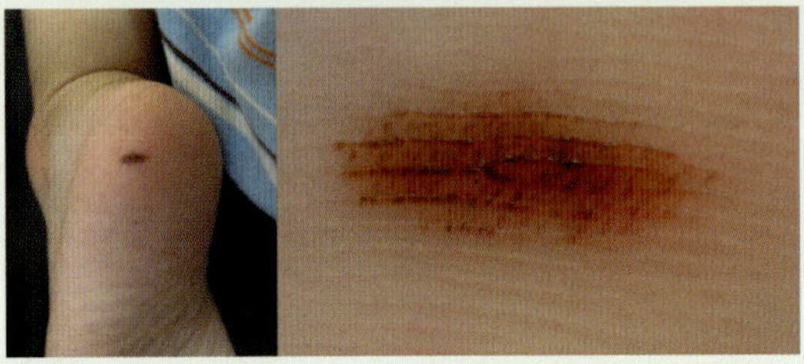

그림 색소성 모반

1 치료

① 기본적으로 흑색종의 단계(병의 진행상태)에 맞는 치료 방침을 세운다. 종래의 치료 경험이나 데이터에 따라 권장 치료법이 확립되어 있어 이를 표준치료로 하고 있다.

② 우선 맨 처음 발생한 부위는 수술에 의해 넓게 절제한다. 림프절 전이에 대해 그 영역의 림프절을 전부 절제하는 림프절 곽청술을 하는 경우도 있다.

③ 종래에는 전이가 일어날 위험성이 높다고 보는 병기의 경우는 예방적 수단으로 술후에 항암제 주사와 인터페론 투여를 하는 경우가 있다. 인터페론은 그 자체가 흑색종에 대한 효과를 가졌으며 종양에 대한 면역력을 증강시켜 전이를 막는 효과가 있다.

2 컨설테이션

① 종래에는 의사가 육안으로 관찰하여 악성인지 양성인지를 구별했지만 최근에는 유용한 진단 도구인 '더모스코프'가 보급되어 악성 흑색종의 검사 정확도가 상당히 향상

되었다. 발 안쪽에서 많이 볼 수 있는 '피구(皮溝)' 라고 불리는 가는 도랑같이 생긴 줄무늬와 피구와 피구 사이에 언덕처럼 높게 형성된 '피구(皮丘)' 의 관찰이 진단에 도움이 되는 것으로 알려져 있다. 악성 흑색종은 피구(皮丘)에 검은 색소가 보인다.

② 지름 7 mm 이상, 좌우 비대칭의 불규칙한 형상, 색조의 농염, 융기 등이 나타나는 경우Ⓐ와 3개월, 6개월 단위로 크기가 커지는 경우Ⓑ 피부과의 진료를 받게 한다.

③ 악성도가 높은 질환이므로 잘 모르겠으면 바로 피부과에 의뢰한다Ⓐ.

POINT 단기간에 커지는 부정형의 검은점 같은 피부병변을 본다면 악성 흑색종을 의심한다.

13 전염성 홍반(성인)인가? 맥관 부종(호산구성 등)인가?

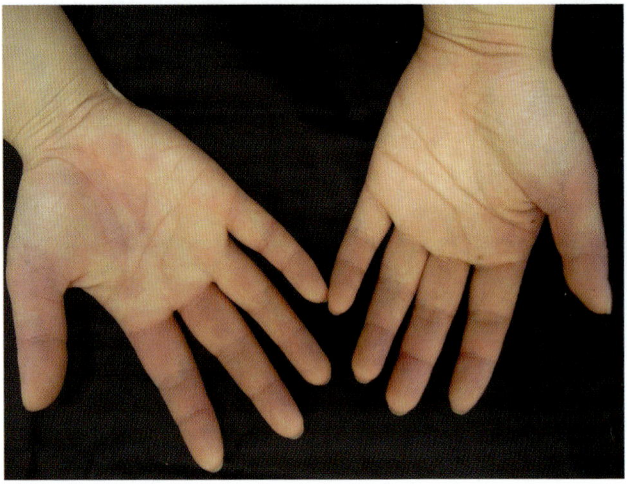

현재 병력

34세 여성. 약 2주 전부터 양손이 붓는 듯한 느낌을 자각하여 혹시 신장병이 아닌가 걱정되어 진료를 받으러 왔다. 발열이나 관절통 같은 증상은 없다.

일반 임상의의 Approach

생각한 것

양손의 손바닥에 부종과 옅은 홍반이 있었다. 관절통 같은 증상은 없으며 아이도 없고 주변에 비슷한 증상을 보인 사람이 없었지만 전염성 홍반일 가능성이 있다고 생각되었다. 소아기의 기왕력은 확실치 않았다.

행동한 것

환자 본인이 신장병이 아닌지 걱정했기 때문에 채혈을 했다. 그리고 Human parvovirus B19를 채혈 항목에 추가했다. 검사 결과에서 백혈구수: 13,400/μL(호산구: 34%)와 호산구 증가를 확인하여 호산구 증가성 맥관 부종이라고 판단했다. 환자에게 전화를 걸어 예약 날짜보다 빨리 진료를 받으러 오라고 해 프레드니솔론(프레도닌®) 15 mg/일 1일 3회를 시작했다.

이것이 알고 싶다

감별 진단의 단서 및 포인트에 대해 알고 싶다Ⓐ. 또한 혈액검사는 어떤 타이밍에 하는 것이 좋은지 알고 싶다Ⓑ.

피부과 의사의 Advice

진단 호산구 증가성 맥관 부종(non-episodic angioedema with eosinophilia: NEAE)

감별 포인트

- 맥관 부종(angioedema)은 몸 어딘가에서 두드러기를 확인할 수 있는 경우가 많다Ⓐ.
- 맥관 부종은 일반 두드러기에 합병되거나 단독으로 피부 또는 점막의 심부를 중심으로 한 국한성 부종이 생기는 것이다. 개개의 병변은 2~3일간 지속되는 경우도 있다.
- Episodic(non-episodic) angioedema with eosinophilia(EAE, NEAE)
  EAE: 호산구 증가에 동반하는 사지 말초의 부종. 1984년 Gleich에 의해 보고되었다. 증상은 반복되는 맥관 부종, 두드러기, 호산구 증가, IgM 증가, 발열, 장기 침윤을 동반한 호산구 증가증과 달리 내장 장애는 없으며 경과도 양호하다.
  NEAE: 일본의 경우는 이 유형이 많다. 젊은 여성에게 많고 반복되지 않는다. 소량의 스테로이드로 증상이 나아지고 자연관해도 있다.
- 전염성 홍반은 얼굴에 따귀를 맞은 것 같은 홍반과 사지의 망상 피부발진이 있으며 두드러기는 아니다Ⓐ.
- human parvovirus B19와 관련된 사지의 피부발진으로 papular-purpuric gloves and socks syndrome이 있다. 심한 가려움, 장갑, 신발 하부의 홍반으로 시작하지만 나중에 구진이 나타난다.

피부소견

- 양 손바닥에 부종과 지도상의 부종성 홍반, 오른쪽 손바닥은 침윤이 만져지는 팽진이다.

1 치료

① 항알레르기제 내복: 올로파타딘염산염(알레록®) 5 mg/정, 2정/일, 1일 2회 내복

2 컨설테이션

① 사지의 맥관 부종은 입술, 얼굴 등의 부종을 동반한다. 바이러스 검사보다는 CBC·생화학 검사와 IgE 정도의 혈액검사를 먼저 한다Ⓑ. 병변을 보고 판단하기 어려울 경우에는 피부과 의사의 진료를 받게 한다.

POINT 사지의 부종이라도 피부묘기증 유발검사를 시행한다.

14 지루성 피부염인가? 습진 · 한진(땀띠)인가?

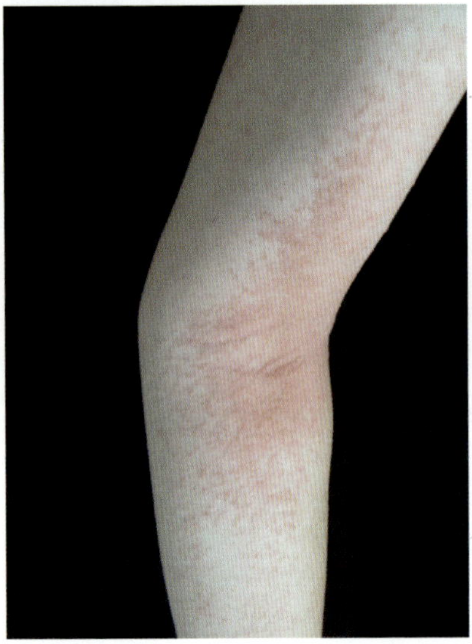

현재 병력

5세 남자 어린이. 며칠 전부터 팔과 허리 근처가 가렵고 붉은 것들이 오돌토돌 났다. 더운 실내에서 땀을 많이 흘린 후에 생겼다.

일반 임상의의 Approach

생각한 것

좌우의 팔꿈치 안쪽과 허리에 점상의 붉은 병변들이 오돌토돌 났다. 그 주변이 모두 붉어지고 일부는 거칠거칠하다. 분포로 볼 때 접촉에 의한 반응은 아닌 듯했다. 붉은 기의 중심에 모공은 없으며 고름도 보이지 않고 통증도 없다. KOH 검사에서 진균은 보이지 않았다. 호발 부위가 아니라는 점 외에는 지루성 피부염과의 차이를 알 수 없었으나 더운 실내에서 땀을 흘린 후에 생겼다는 점으로 보아 한진(땀띠)이라고 판단했다.

행동한 것

땀을 흘리고 나면 샤워로 씻거나 잘 닦은 후 옷을 갈아입으며 두껍게 입지 말고 땀 흡수성이 좋은 옷을 착용하라고 지도했다. 붉은 곳에 클로베타손 낙산에스테르 연고(킨더베이트®)를 사용하여 치유되었다.

이것이 알고 싶다

감별 포인트에 대해 알고 싶다Ⓐ.

피부과 의사의 Advice

진단 한진(땀띠): 한진성 습진

감별 질환 지루성 피부염, 급성 습진(발한 유무로 감별), 접촉피부염, 전염성 농가진 등

감별 포인트

- 지루성 피부염은 피지선 분포가 많은 부위(머리카락이 덮이는 두부, 안면, 앞가슴, 등의 중심부, 겨드랑이와 음부)에 생기는 피부염Ⓐ으로, 이 증례는 피지선이 많은 부위가 아닌 팔꿈치 안쪽에 피부발진 증상이 나타났기 때문에 지루성 피부염은 부정적이다.
- 한진(땀띠)은 발한에 동반되며 에크린 한관의 폐색에 의해 생긴다. 발한 부위와 땀이 차기 쉬운 이마, 목에서 앞가슴, 사지 굴곡부 등에 고온다습한 환경에서 지내게 되면 생긴다. 또한 고열을 동반한 감염증은 복부, 등에도 한진을 일으키는 경우가 있다. 영유아부터 학령기의 아동에게서 많이 볼 수 있는 질환이지만 성인들도 경험한다.

피부소견

- 한진은 수정양 한진(단순한 땀띠), 홍색 한진(염증을 동반한 땀띠), 심재성 한진(피부 진피 내의 한관 폐색)의 3종류로 분류된다.
  ① 수정양 한진은 한관의 피부 개구부 근처에 땀이 고여서 생긴다. 병변은 매우 작은 크기(1~2 mm 정도)의 내용물(땀)을 볼 수 있는 소수포이며 몇몇 개부터 다수에 이르기까지 보인다. 에크린 한선이 존재하는 부위라면 전신의 어디에서나 생길 수 있다. 비교적 여름에 많이 경험하는데 계절에 관계없이 고온다습한 환경에서 장시간 작업하거나 발열성 질환 또는 운동(대량 발한 후)과 겨울철 지나친 난방 등에 의해서도 경험하게 된다.
  ② 홍색 한진은 ①의 수정양 한진에 염증이 더해진 것이다. 습진화되어 가려움을 동반하는 경우도 많으며 이 같은 습진을 한진성 습진(소위 땀띠 습진, 그림 참조)이라고 한다.
  ③ 심재성 한진은 ②의 홍색 한진의 중증형(발생은 드문 편). 진피 내의 한관 폐색, 확장, 파괴, 광범위하게 편평한 구진이 생긴다.

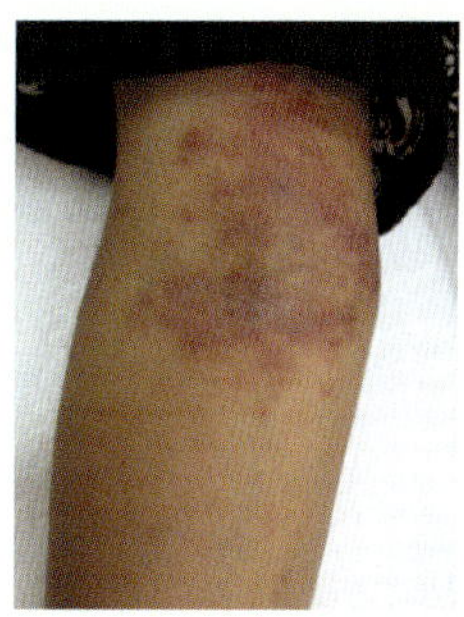

그림 팔의 한진성 습진

1 치료

① 땀을 흘린 후에는 바로 샤워를 하거나 바로 속옷을 갈아입는 등 청결을 유지하는 것이 가장 중요하다.

② 수정양 한진은 샤워만으로도 치유되는 경우가 있다.

③ 홍색 한진이고 습진화되어 가려움이 있을 경우에는 스테로이드가 함유된 외용제[베타메타손 길초산 에스테르·겐타마이신 황산염(린데론 VG® 연고)] 1일 2~3회를 처방한다. 긁어서 세균성 2차 감염을 일으켰을 경우(농포성 한진)에는 항생제가 함유된 연고[겐타마이신 황산염(겐타신® 연고)] 1일 2~3회 외용제를 처방한다.

④ 심재성 한진이 광범위한 경우에는 한관 파괴로 땀이 배출되지 못하는 경우도 고려하여 열사병 등에 주의한다.

2 컨설테이션

① 호발 부위가 아닌 곳의 피부 병변이나 발한의 유무로 진단을 내리기 어려운 경우에는 피부과 의사의 진료를 받게 한다.

POINT 지루성 피부염과 한진의 감별은 호발 부위로 한다. 한진은 습진화에 주의한다.

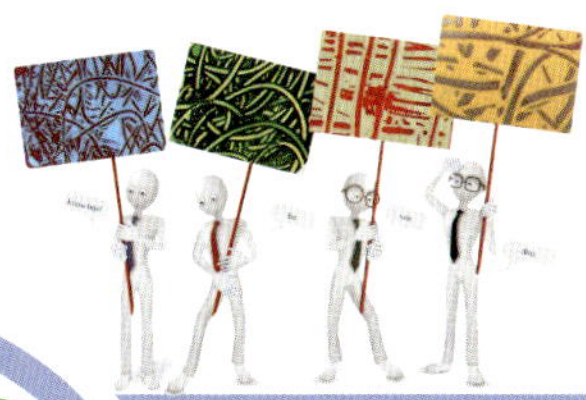

Section

3 부 록

Column 진균치료 Q & A

Column

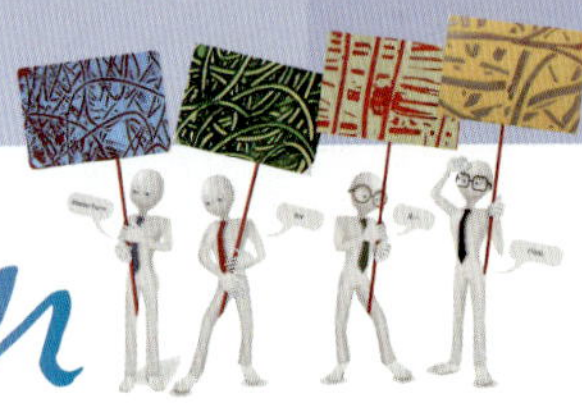

피부(병변)의 진찰

피부병변을 기재하는 방법과 감별 진단에 대해서는 어떤 책에서나 자세히 설명하고 있다. 이들의 정의에 대해서는 교과서를 참조하기 바란다. 특히 원발진으로서 홍반, 구진, 수포, 자반 등 염증성 병변의 피부발진 확인은 실제로 개개인마다 모두 달라서 생각보다 어려운 일이다. 항상 염두에 두어야 할 것은 이러한 피부병변의 형태는 시시각각 변화하고 있으며 동적인 과정에 있다는 것이다. 따라서 진단을 내릴 때 단서가 되는 구체적인 유의점으로는 다음과 같은 사항을 들 수 있다.

- 연령, 성별
- 발병 시기
- 계기, 경과
- 피부병변의 부위 및 분포와 확대 · 축소
- 가려움, 통증 등의 자각증상
- 진료를 받으러 오기 전까지의 치료 내용

한편 종양성 병변이나 색소이상증 같은 비염증성 질환은 색소반이나 결절, 종양의 경과가 염증성 질환처럼 짧은 기간에 변화되는 경우는 적으므로 연령과 부위, 크기와 색조, 굳기 등을 단서로 하여 예측을 하는 것이 일반적이며, 육안적 소견과 함께 더모스코프나 영상진단(초음파, CT, MRI 등)을 종합적으로 판단할 필요가 있다. 최종적으로 진단을 확정짓기 위해서는 병리조직학적 검사가 필요한 경우가 많다고 할 수 있다.

외용제 사용법: 기제의 구분 사용

피부라는 장기는 체표에 존재하기 때문에 피부질환의 경우 내복, 주사액과 함께 외용제가 그 치료의 기본이 된다.

옛날부터 있던 외용제로는 구체적으로 말하자면 스테로이드 외용제가 등장하기 이전의 것이라고 할 수 있는데, 유지성 연고와 친수성 연고가 있다. 유지성 연고는 대부분 바셀린을 기제로 한 것으로 아연화연고가 대표적이다. 보호 작용이 뛰어나고 습윤성 병변에도 사용할 수 있으나 끈적거리는 느낌이 있어 제거할 경우에는 올리브유를 사용하는 것이 필요한 경우도 있다. 단순 도포 또는 린트에 발라서 붙이는 외용방법을 취하고 있다. 한편 친수성 연고나 로션 기제는 자극 증상을 동반하는 경우가 있어 일반적으로 습윤 · 썩어 문드러진 부분에는 적합하지 않다. 또한 로션 기제로 된 것은 머리카락이 덮이는 두부에 사용하기는 편리하다.

스테로이드 외용약이 등장한 이후의 것으로는, 약제의 경우 강력한 것부터 마일드한 것까지 각 등급별 스테로이드가 있으며 스테로이드 외에도 항진균제나 칼시뉴린 억제제, 비타민 D_3, 항생제, 보습제 등이 있다. 이들의 기제로는 바셀린이 널리 사용되고 있으며 비교적 안전하게 사용할 수 있다. 그 외의 기제로는 경피 흡수를 높이고 사용감을 좋게 하거나 또는 두부에 외용하는 등의 목적으로 크림, 로션, 겔제로 된 제제도 있는데, 이들은 유지성 연고 기제인 것과 비교했을 때 미란면이나 작은 찰과상 등이 있는 경우에는 자극이 되는 경우도 있다.

병변의 상태에 따라 기제와 약제를 잘 선택하여 적절한 양을 적절한 방법으로 사용하도록 한다.

스테로이드 외용약의 선택과 종류 · 부작용

스테로이드 외용약은 피부병변 치료에 충분한 효과가 있는 것을 선택한다. 등급이 너무 낮은 것을 선택했을 경우 불필요한 장기 투여에 의해 오히려 예기치 못한 부작용을 초래하는 경우가 있다. 또한 감염 부위에 외용하는 것은 피할 필요가 있다.

[외용약의 등급(연: 연고, 크: 크림, 액: 액제)]

- 스트롱게스트 더모베이트®(연 · 액), 다이아코트®(크) 등

- 베리 스트롱　안티베이트®(연 · 크 · 액), 마이자®(연 · 크) 등
- 스트롱　메사덤®(연 · 크), 린데론V®[연 · 크 · 액(린데론 VG®는 여기에 항생제를 배합)], 프로파덤®(연 · 크) 등
- 마일드　알메타®(연), 킨더베이트®(연), 로코이드®(연 · 크) 등
- 위크　프레드니솔론®(연) 등

[외용약의 선택]

다음과 같은 세 가지 요소를 고려하여 등급을 결정한다.

① 피부병변의 국소적 강도: 침윤이 만져지지 않는 홍반(경증)~태선화, 심한 가려움(중증)

② 외용제의 흡수도: 연령(영유아는 1~2등급 낮은 것을 사용)과 부위(얼굴과 음부는 1~2등급 낮추고 장기 사용을 피한다)

③ 투여 기간: 며칠간 사용으로 치유할 경우(접촉피부염이나 곤충교상 등)~장기 사용이 필요한 경우(아토피성 피부염이나 건성 습진 등).

또한 기제는 부위와 병변의 상태에 따라 선택할 필요가 있다(p.176~177 참조).

[국소적인 부작용]

감염증의 신규 발현(모낭염, 백선), 기존 감염증의 악화(단순헤르페스, 여드름), 다모, 스테로이드 피부증(모세혈관 확장, 가려움), 외용약 자체에 의한 접촉피부염을 들 수 있다. 외용 부위에 이러한 증상이 발견되었을 경우 스테로이드 외용제 중지와 등급 다운이 필요하다.

또한 사용량이 하루에 5 g을 밑돌 경우에는 원칙적으로 전신성 부작용은 나타나지 않는 것으로 봐도 된다.

[일반의가 처방할 때]

얼굴, 목, 음부에 외용하거나 베리 스트롱 이상 등급의 외용을 2주 이상 할 경우

에는 피부과 의사와 상담하는 것이 좋다.

또한 얼굴, 목에 사용하는 것은 원칙적으로 피하고 며칠 동안의 외용으로 치유한다고 판단된 경우에만 단기간 사용한다는 것을 설명한 다음에 처방한다.

욕창 치료에 대해

Q. 본 욕창학회가 권장하는 치료와 랩 요법(open wet-dressing therapy: OWT)의 두 가지 스탠다드가 존재하는 것으로 알고 있는데 피부과 전문의들은 어떻게 생각하나요?

이 질문에 대한 대답은 간단하게 말하면 두 가지 스탠다드가 아니라고 말할 수 있다. 피부 궤양 치료시 그 상태를 평가하여 적절한 치료법을 선택해야 하는 의사 입장에서는 이 두 가지가 상반된 치료법이 아니라고 말할 수 있다. 즉 랩 요법만으로는 욕창이 치유되지 않는다. 피부 궤양 부위와 경과를 보고 창면의 상태를 정확히 평가하여 정확한 진단을 내리는 것이 피부과 전문의의 역할이다. 2차 감염이나 접촉 피부염, 저온 화상, 폐쇄성 동맥경화증 같은 욕창 치료에는 여러 가지 다양한 문제와 감별 진단이 존재한다. 피부과 전문의는 이런 모든 것들을 고려하여 연고와 드레싱제를 적절하게 선택한다.

일본욕창학회 이사회의 견해(http://www.jspu.org/)에도 제시했듯이 욕창 치료 시에는 의료용으로 허가된 드레싱제를 사용하는 것이 바람직하다. 단 자택에서 의료용으로 허가된 드레싱제를 계속 사용하는 것이 어려운 환경일 경우에는 비의료용 재료의 사용을 고려할 수 있고 그럴 때에는 욕창 치료에 대해 충분한 지식과 경험을 갖춘 의사의 책임 하에 환자와 가족들에게 충분히 설명하고 동의를 얻은 후에 랩 요법을 실시해야 하며, 랩 요법을 소개하는 사이트(http:// www.geocities.jp/pressure_ulcer/)에도 어떤 경우에 사용을 고려해야 하는지 상세하게 기재되어 있다. 앞으로 일본욕창학회의 가이드라인에도 랩 요법의 평가가 게재될 전망이다.

진균치료 Q&A

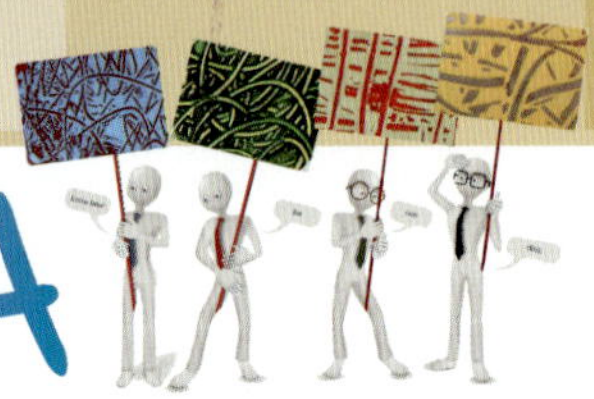

01. KOH 검사의 요령을 알려주세요.

피부의 경우 병변의 가장자리에서 검체를 채취합니다. 발톱(조갑백선)의 경우 발톱의 근위, 조갑하에서 되도록 많이 채취합니다. 발톱의 경우 커버 글라스가 들뜨지 않도록 충분히 잘게 부순 후에 KOH 처리를 합니다.

02. 항진균제와 스테로이드를 동시에 사용하는 경우가 있나요?

원칙적으로는 안됩니다. KOH 음성이고 염증이 심하면 항진균제를 먼저 외용하는 것이 아니라 습진으로 보고 스테로이드 외용으로 소염합니다. 단 발가락 사이인 경우는 홍색 음선과 그람 음성 간균 등의 세균감염증일 가능성도 고려합니다. 세균 배양을 하여 스테로이드 외용과 내복 항생제로 치료하는 경우도 있습니다.

KOH 검사로 진균이 확인되었어도 시판 외용제(항진균제) 등을 이미 사용하고 있고 염증 소견이 심할 때에는 일단 스테로이드를 외용하여 소염합니다. 또한 백선증으로 진단되었을 경우에도 항진균제를 외용하면 염증이 악화될 가능성이 있음을 미리 설명해 둡니다. 균의 파괴 산물에 피부가 발진을 일으킬 가능성이 있음을 설명하면 이해를 얻기 쉽습니다.

03. 진균이 발견되지 않았는데 그 결과에 자신이 없는 경우에는 어떻게 하면 좋을까요?

일단 음성이라고 판단하고 1주일 이내에 다시 병원에 오는 것을 조건으로 스테로이드 외용을 시작하며, 다음번에는 전날부터 아무것도 외용하지 않은 상태로 오라고 하여 재검사합니다.

04. 항진균제에 의한 접촉피부염인지 알 수 있는 요령을 알려주세요.

발가락 사이부터 발등에 염증이 많이 생기는데, 원칙대로 외용했는데도 전체적으로 병변이 있다는 점이 중요합니다.

05. 액제, 크림제, 연고제를 어떻게 구분해서 사용해야 하는지 알려주세요.

크림은 끈적끈적하기 때문에 액제를 원하는 환자가 많은데, 액제의 경우 미란에 사용하는 것은 피합니다. 미란에는 되도록 연고를 사용합니다. 발톱 주위나 발톱은 액제가 사용하기 편합니다.

06. 내복 치료의 적응증, 특히 고령자에 대한 처방 방법에 대해 알려주세요.

고령자 중에는 손톱에까지 병변이 나타나 환자 본인은 물론 함께 사는 가족들이 걱정을 하는 경우 적응증이 됩니다. 노화는 개인에 따라 차이가 있습니다. 걱정하지 않는 경우에는 조갑백선을 발견했더라도 당원에서는 내복치료를 하지 않습니다. 손이나 체부백선을 반복하는 증례, 손톱의 비후도 심할 경우에는 내복 치료의 적응증이 됩니다.

채혈에서 간 기능이나 빈혈, 현재 내복하고 있는 약제, 기왕력, 현재 병력을 상세히 확인한 다음에 충분히 설명하여 치료를 시작합니다. 고령자는 일반적으로 손톱의 발육속도가 느려 치료에 시간이 걸리지만 투여 기간은 같습니다.

모든 진료에 도움이 되는

피부진료의 요령

첫째판 인쇄 2013년 7월 01일
첫째판 발행 2013년 7월 15일
첫째판 2쇄 2017년 6월 20일

지 은 이 박광균 외
발 행 인 장주연
출판기획 배형진
편집디자인 유현숙
표지디자인 전선아
일 러 스 트 문승호
발 행 처 군자출판사(주)
등록 제 4-139호(1991. 6. 24)
본사 (10881) **파주출판단지** 경기도 파주시 회동길 338(서패동 474-1)
전화 (031) 943-1888 팩스 (031) 955-9545
홈페이지 | www.koonja.co.kr

『全ての診療科で役立つ皮膚診療のコツ』監修/山崎雄一郎
編集/木村琢磨, 松村真司, 出来尾格, 佐藤友隆

ISBN 978-89-6278-754-2
정가 28,000원